Goodbye Diäten - Hallo Gesundheit!

131 Fatburner, die Fettzellen
2,5 x schneller
schmelzen lassen.

5fach sortiert:

nach Alphabet, Kalorien,
Eiweiß, Fett und
Kohlenhydraten

Haftungsausschluss

Dieses Buch hat die Autorin nach eigenen Erfahrungen, Recherchen und bestem Wissen und Gewissen geschrieben. Dieses Buch enthält die effektivsten Fatburner.

Ein Übermaß an einem Lebensmittel kann den menschlichen Körper unter Umständen schädigen.

Gewisse Gewürze können bei übermäßigem Gebrauch die Wirkung von Medikamenten beeinflussen. Bitte lesen Sie die Gebrauchsanweisungen Ihrer Medikamente genau oder fragen Sie Ihren Arzt oder Apotheker.

Das Buch ersetzt auf keinen Fall das Gespräch mit Ihrem Arzt, Apotheker oder Therapeuten.

Das gilt insbesondere für kranke Menschen.

Beachten Sie die diesbezüglichen Hinweise.

Brigitta Lock

Goodbye Diäten - Hallo Gesundheit!

131 Fatburner, die Fettzellen
2,5 x schneller
schmelzen lassen.

5fach sortiert:

nach Alphabet, Kalorien,
Eiweiß, Fett und
Kohlenhydraten

Inhalt

INHALT 7

VORWORT 1

SIE SIND NICHT ALLEINE! 3

GÖNNEN SIE SICH EINEN LIFESTYLEWECHSEL 4

ENDLICH RAUS AUS DER JOJO-FALLE 8

SIE ENTSCHEIDEN! 11

    WAS MACHT ÜBERGEWICHT MIT UNS? 11
    WENN WIR MEHR AUF DEN HÜFTEN HABEN 14
    WAS VERBESSERT SICH, WENN WIR ABNEHMEN? 16
    3 GRÜNDE, ... 18
    ZIELE DER LEBENSMITTELINDUSTRIE 20
    FERTIGGERICHTE / FAST FOOD 22
    CHEMIE IN UNSEREN LEBENSMITTELN 23

EINMAL KÖRPER-TÜV BITTE! 26

DAS MÜSSEN SIE WISSEN 28

    WELCHER STOFFWECHSELTYP SIND SIE? 28
    Der Proteintyp 28
    Der Protein- und Fetttyp 28
    Der Kohlenhydrat-Typ 29
    Der Alles-gut-Verstoffwechsler-Typ 29
    Gentest zur Stoffwechselanalyse 30
    GRUNDUMSATZ KALORIEN 31
    HILFE BEI LAKTOSEINTOLERANZ 33
    Das können Gemüse , Obst, Fleisch + Fisch für Sie tun 34

FATBURNER 38

ABNEHMEN DURCH AUSREICHEND SCHLAF 40

    MELATONIN 40

TRINKEN 44

    WASSER 44
    TRINKMYTHOS 48
    TRINK-RITUAL AUS JAPAN 48

Wussten Sie, ... 51

ZITRONENWASSER **52**

KANN ZITRONENWASSER BEIM ABNEHMEN HELFEN? 52

SÜßES **55**

DIE HEIMLICHEN DICKMACHER 56

ASPARTAM **58**

DIE KAUGUMMI-LÜGE 61
STEVIA, ... 63

WÜRZEN **65**

SALZ: HIMALAYA-SALZ 65
FLEUR DE SEL 67
KRÄUTER UND GEWÜRZE 67

UND HIER SIND DIE TOP-FATBURNER **69**

FATBURNER NACH ALPHABET **70**

FATBURNER NACH KALORIEN **106**

FATBURNER NACH EIWEIß **116**

EIWEIß AUS OBST + GEMÜSE 116
EIWEIß AUS GETREIDE UND NÜSSEN 116
EIN KLEINER ÜBERBLICK 117

FATBURNER NACH FETT **129**

FATBURNER NACH KOHLENHYDRATEN **138**

TIPPS **147**

ESSGEWOHNHEITEN LANGSAM ANPASSEN 147
3 ODER 5 MAHLZEITEN AM TAG? 147
MAHL-ZEIT! 148
SUPPEN UND SOßEN ANDICKEN 149
EINE HANDVOLL NÜSSE 149
FOTOGRAFIEREN SIE IHR ESSEN 149
WENN SIE VIEL UNTERWEGS SIND 150
"RÜCKWÄRTS ESSEN" 150
DUNKLE SCHOKOLADE 150
PROTEIN-SHAKES 151

JEDEN BISSEN 15-20 MAL KAUEN 151
WIE OFT SOLL ICH MICH WIEGEN? 152
MIT DEM RAUCHEN AUFGEHÖRT 153
BELOHNUNG 153
ZÄHNEPUTZEN BEI HUNGERATTACKEN 154
KEINE LIPPENPFLEGE MIT OBSTGESCHMACK! 154
ÖL UND ESSIG IN SPRÜHFLASCHEN EINFÜLLEN 154
HALTBARKEIT VON OBST UND GEMÜSE 155
DAS AUGE ISST MIT 155
MISSTRAUEN SIE 156
WENN DIE ZEIT MAL WIEDER KNAPP IST 156

12 TIPPS **157**

Hier die 12 Strategien 159

HAUTPFLEGE **161**

HAUTPFLEGE – BODY 161
HAUTPFLEGE – GESICHT 161
CELLULITIS 163
GEHEIMES ANTI-CELLULITIS-REZEPT 1 164
GEHEIMES ANTI-CELLULITIS-REZEPT 2 165
DEN DICKEN BAUCH EINFACH WEG MASSIEREN? 166

REZEPTE **168**

REZEPT MANDELMILCH 168
REZEPT BANANEN-MANDEL-RIEGEL 169
REZEPT MANDELBUTTER 170
REZEPT SAMBAL-OLEK ZUM SELBERMACHEN 171
REZEPT WURST SELBST HERSTELLEN 172

SO BLEIBEN SIE MOTIVIERT **173**

ZUM SCHLUSS **174**

ANHANG **175**

BUCHEMPFEHLUNGEN 175
LINKS 176
QUELLEN (NACH ALPHABET) 178

IMPRESSUM **180**

Vorwort

Ist das ein Diätbuch? NEIN! Geht es um künstlich hergestellte Fatburnerpräparate? NEIN!

Geht es um schnelles (ungesundes) Abnehmen? NEIN!

Ist das nur ein Buch für Vegetarier oder Veganer? NEIN! Es
ist ein Buch FÜR ALLE, denen ihre Gesundheit am Herzen
liegt.

Können diese Lebensmittel Ihnen denn überhaupt helfen?
JA, denn sie helfen Ihre Hüften-, Bauch-, Beine-und Po-
Polster schmelzen zu lassen.

Viel hilft nicht immer viel.

Ein Zuviel -auch von natürlichen Produkten- kann den
menschlichen Körper überfordern, schädigen und eventuell
zu Nebenwirkungen führen.

Essen Sie ausgewogen und abwechslungsreich, dann treten
etwaige Probleme erst gar nicht auf.

Wieviel von den jeweiligen Lebensmitteln gegessen werden
muss, um die aufgezeigten Wirkungen zu erzielen,
ist selbst unter Wissenschaftlern recht umstritten. Es wird
die Häufigkeit, wie oft man das jeweilige Lebensmittel isst,
entscheidend sein.

Gesundheitliche Erfolge hängen von den jeweiligen gesundheitlichen Voraussetzungen, Anbaugebiet der Lebensmittel sowie Ernte- und Transportzeiten, Kühlkette,
Bezugsquellen und natürlich auch den Herstellungsarten
der Produkte ab.

Ich empfehle, wann immer möglich, auf Bioprodukte zurückzugreifen und nach natürlicher Erntezeit der Region Obst, Gemüse zu kaufen (Link-Adresse zum Erntekalender von Greenpeace im Anhang). Durch den kurzen Transportweg können Obst und Gemüse erst kurz vor der Vollreife gepflückt werden und enthalten dadurch wesentlich mehr Vitamine und Mineralstoffe, als das bei langen Transportwegen der Fall ist. Dadurch helfen wir unseren Landwirten, wir tun gleichzeitig etwas für unsere Umwelt und es kommt in erster Linie unserer Gesundheit zugute.

Naturbelassenes Obst, Gemüse,

Fleisch und Fisch können

Ihr Leben retten.

Sie sind nicht alleine!

Auch Stars und Sternchen haben Hüftgold!

Viele Millionen Menschen kämpfen tagtäglich mit ihrem Gewicht.

Hier sind Namen einiger sehr erfolgreicher Kurvenstars, die sich ebenfalls mit dem JoJo-Effekt herumschlagen:

Aretha Franklin, Oprah Winfrey, Janet Jackson, Jennifer Lopez, Beth Ditto, Bette Midler, Mariah Carey, Kate Winslet, Kirstie Alley, René Zellweger, Britney Spears, Jessica Simpson, Raven Symone, Jennifer Hudson, Adele, Christina Aquilera, La Toya Jackson, Marianne Sägebrecht, Vera Int-Veen, Christine Neubauer, John Goodman, Rainer Hunold, Roseanne Barr, Queen Latifah, Bud Spencer, Ottfried Fischer usw., usw., usw., - und unsere Bundeskanzlerin ist ja übrigens auch nicht die Schlankste.

Marilyn Monroe war –und gerade wegen ihrer Rundungen- das absolute Sexsymbol ihrer Zeit!

Gerade erst hat Jessica Simpson einen Superwerbevertrag von einem Diätprodukt-Hersteller erhalten.
Während ihrer Schwangerschaft hat Jessica ca. 40 kg zugenommen. Wenn sie es schafft, in der Zeit von September bis Ende Dezember 25 kg abzunehmen, erhält sie 3,2 Millionen Dollar. Was würden SIE tun?
Ein Interview, das Sie interessieren könnte (leider nur in englisch): In der Oprah-Show sprach Oprah Winfrey mit Geneen Roth, Autorin des Buches: "Woman, Food and God" – auf Deutsch erhältlich unter dem Titel "Essen ist nicht das Problem: Wie Frauen Frieden mit sich selbst und ihrem Körper schließen!". Dieser Titel ist wirklich selbstredend und erklärend, worum es in dem Buch geht (Link zum Video im Anhang).

Gönnen Sie sich einen Lifestylewechsel

Schluss mit Diäten!

Wer ist schon mit seinem Gewicht zufrieden? Hauptsächlich Frauen werden durch die Modebranche und boshaften, dummen Menschen in den Diäten- und Schlankheitswahn getrieben. Dabei trickst die Modeindustrie gewaltig: Models werden durch Photoshop in Sekundenschnelle auf Idealfigur verändert. Das nehmen die Frauen, die glauben abnehmen zu müssen, entweder nicht wahr oder wissen es nicht. Schauen Sie sich doch nur mal auf YouTube die Videos an: "Photoshop Model Transformation".

Hat ein Mann einen Bauch, heißt es: Er ist wie ein Bär. Hat eine Frau zu viel auf den Hüften, wird gleich gesagt "die ist aber dick oder fett". Es tut der Seele immer wieder weh. Auch mit den Jahren gewöhnt man sich nicht daran. Man zeigt zwar ein gelassenes Gesicht, aber innerlich gibt es immer noch einen Stich.

Ein gutes Mittel, um mehr Gelassenheit in solchen Situationen zu haben, ist diese Übung: Stellen Sie sich auf eine besuchte Straße mit mindestens 20 Passanten und mehr. Achten Sie auf die Menschen, die vorbei gehen. Wissen Sie nach 10 Sekunden noch, wie der Mann, der gerade eben noch vorbei ging, aussah? Wissen Sie, welchen Mantel die Frau trägt, die gerade an Ihnen vorbei schlenderte?
Genauso machen es die Menschen mit uns. Wir sind alle viel zu sehr mit uns selbst beschäftigt. Unsere Konzentration auf "Nebensächlichkeiten", wie unsere Mitmenschen, dauert nur wenige Sekunden. Also kein Grund mehr, sich aufzuregen.

Und mal ehrlich: Menschen, die über andere Menschen reden, wollen zu 99 % von eigenen Fehlern ablenken oder erst gar nicht darüber nachdenken, dass sie selbst Fehler haben könnten. Vielleicht ist ihre ja die Nase nicht schön oder die Füße oder die Hände zu groß oder zu klein, die Zähne schief. Mir ist aufgefallen, dass sogenannte attraktive und bekannte Menschen meist (für mich) unansehnliche Hände, Fingernägel oder Füße haben. Vielleicht oder bestimmt sogar haben sie einen schlechten Charakter, denn sonst würden sie über andere Menschen nicht in dieser Art urteilen und sprechen. Anscheinend haben sie nichts anderes zu erzählen. Warum also dann überhaupt auf die Meinung dieser Art Menschen hören?

Diese Menschen stehlen Ihnen kostbare Lebenszeit. Wollen Sie das wirklich?

Regen Sie sich generell nicht über Menschen oder Situationen auf. *Beide haben ohne Ihre Reaktion keinerlei Bedeutung!* Es gibt 8 Milliarden Menschen auf der Welt. Soll Ihnen wirklich 1 Mensch oder eine kleine Gruppe Menschen Ihr Leben schwer machen?

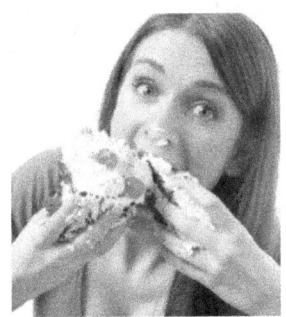

Also Schluss mit Diäten und Schluss mit schlechtem Gewissen, Frustessen, Fressattacken, Dinner Cancelling, Selbstquälereien, Schuldgefühlen, Depressionen und sich selbst belügen. Schluss damit, dass wir uns vielleicht sogar vor uns selbst ekeln oder schämen.

Warum überhaupt auf eine Mahlzeit verzichten - vor allen Dingen abends? Um uns dann nachts im Bett herumzuwälzen und keinen Schlaf finden, weil wir hungrig sind? Schlaf ist ein essentielles Hilfsmittel, um abzunehmen.

Der menschliche Körper ist ein wahres Wunderwerk der Natur. Er verfügt über ein enormes Selbsterneuerungspotenzial: alle 28 Tage erneuert sich unsere Haut von selbst, die Leber braucht 5 Monate, die Knochen 10 Jahre.

Und SIE können diese Selbsterneuerung positiv beeinflussen: Ihr Körper bildet die neuen Zellen aus dem, was Sie essen. Sie bekommen also das, was Sie essen: Gesundheit oder Krankheit.

Sie kennen das wahrscheinlich zur Genüge: Man hat sich 7 oder 14 Tage mit der Diät abgequält, vielleicht sogar Lebensmittel gegessen, die man überhaupt nicht mag. Hurra! Wir waren erfolgreich: 2-3 Kilos weniger! Nach kurzer Zeit fallen wir jedoch in unseren normalen Essrhythmus zurück. Und genau jetzt schlägt die JoJo-Spirale gnadenlos zu. Und schwupps, schon sind die mühsam abgehungerten Kilos wieder drauf. Unser Körper reagiert jetzt wie ein Metzger: „Darf´s noch etwas mehr sein?" So wachsen unsere Kilos an Bauch, Beinen, Hüften und Po, wenn wir unsere Ernährung nicht dauerhaft auf die richtigen Lebensmittel und ein wenig Bewegung umstellen.

SIE entscheiden: Entweder Sie investieren jetzt in gesundes Essen – oder später in die Medikamente, die Sie für Ihre Krankheiten brauchen.

NIE wieder Diät! - Gönnen Sie sich endlich einen neuen Lifestyle!

Sie brauchen nicht weniger, sondern nur das Richtige zu essen.

- ✓ Sie sind schneller und länger satt.
- ✓ Sie fühlen sich besser

✓ Sie sehen viel besser aus:

gesünder, aktiver, attraktiver, sind

konzentrierter, strahlender

✓ und vor allen Dingen jünger!

Dabei brauchen Sie sich weder auf eine Früchte-, Gemüse-, Ballaststoff- oder Proteindiät einzustellen. Der MIX macht´s!

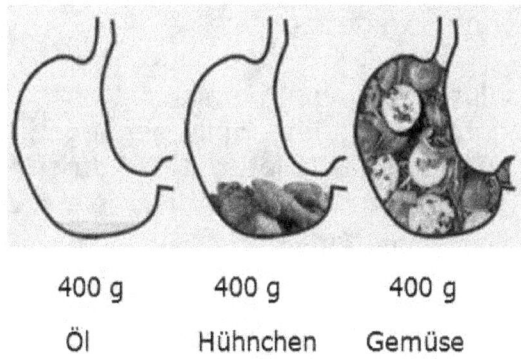

400 g	400 g	400 g
Öl	Hühnchen	Gemüse

Essen Sie nur das Fleisch, den Fisch, das Obst und Gemüse, das Sie, mögen und auch wirklich vertragen. Und nicht nur Kohlsuppe oder nur Grapefruit, Ananas, Kartoffeln oder nur Fleisch oder Fisch.

Essen soll und kann Ihnen Spaß machen.

Genüssliches genießen.

Endlich raus aus der JoJo-Falle

Mal ehrlich: Wie viele Diäten haben SIE in Ihrem Leben schon gemacht? Und wie viele verschiedene? Wir alle glauben so gerne den Versprechungen und Verlockungen auf eine schlankere Taille und 1-2 Kleidergrößen weniger.

Haben Sie mehr als 5 kg zu viel am Bauch und auf den Hüften – oder 10, 20, 30, 40 kg? Sie kennen auch die Versprechen von Schnelldiäten und Kurz- oder Wunderdiäten "Sie nehmen... kg innerhalb von ... Tagen ab", nicht wahr? Die Wahrheit sieht so aus: Wer schnell abnimmt, nimmt leider auch schnell wieder zu.

Ich halte absolut nichts von "Radikaldiäten". Ich bin leider selbst Jahrzehnte durch diese Hölle gegangen. Warum halten wir wohl die meisten Diäten nicht durch? Der Körper will nicht 5 Tage hintereinander die meiste Zeit Ananas, gekochte Eier, Kohlsuppe oder Fisch zu essen und wehrt sich dagegen.

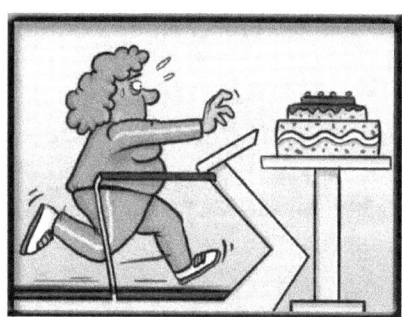

Ändern wir von jetzt auf gleich unsere Essgewohnheiten, reagiert der Körper mit Symptomen, die sich mit dem Entzug von Drogen (Alkohol, Zigaretten oder Medikamenten oder harten Drogen) vergleichen lassen. Und natürlich mit vermehrtem Appetit auf "Verbotenes", wie Schokolade, Torten, Fast Food, fetter Wurst und Ähnlichem. Wir werden gierig, kaufen diese Lebensmittel ganz, ganz heimlich ein. Vielleicht schauen wir uns ja sogar dabei um, ob wir nicht doch eventuell beobachtet werden. Und an der Kasse schämen wir uns, weil wir Dickmacher gekauft haben, weil die Frau hinter uns mitleidig auf das Laufband schaut. Dann können wir nicht schnell genug nach Hause kommen, um uns „die verbotenen Lebensmittel", wo uns keiner sehen und verurteilen kann, in den Mund zu stopfen. Und schon ist das schlechte Gewissen da. Und man beschimpft sich wahrhaftig mal wieder selbst dafür: "Du bist so undiszipliniert, du schaffst das nie" – und so weiter. Das hat ja nun überhaupt nichts mit Selbstmotivation zu tun.

Lassen Sie Ihrem Körper Zeit, sich auf Ihren neuen Lifestyle einzustellen. Haben Sie jeden Tag 'Bauchfettvermehrer' gegessen, essen Sie anfangs nur noch alle 2 Tage, dann alle 3, 4, und 5 Tage etwas davon. Wenn Sie einen Wahnsinnsappetit auf beispielsweise ein Stück Torte oder ein Eis mit Sahne haben: Gönnen Sie sich alle 2-3 Wochen ruhig mal eine Portion. Nicht zwischendurch am Schreibtisch, im Stehcafé oder im Büro – ohne Handy, Fernsehen und Computer oder jemanden, der Sie eventuell stören könnte. Setzen Sie sich in Ruhe hin und genießen Sie bewusst jeden Bissen!
Das bedeutet nicht, dass Sie einen ganzen Tag nur Süßigkeiten, Eisbecher, Schokolade, Chips, Flips, Torte, Fritten oder Pizza essen können. Der menschliche Körper braucht Zucker und den bekommen Sie über Ihr tägliches Obst. Backen Sie Ihren Kuchen selbst, machen Sie Ihr Eis selbst – mit Stevia Ahornsirup oder etwas Honig. Dann können Sie mit besserem Gewissen sich dieses besondere Essen schmecken lassen. Wenn Sie einen Heißhunger auf Fritten haben, nehmen Sie Backofenfritten, die haben gleich viel weniger Fett. Mayo oder Ketchup dazu? Aber selbstverständlich – selbst gemachten Ketchup ohne Zucker, dafür mit Stevia etwas Honig oder Ahornsirup gesüßt! Machen Sie sich kleine Portionen. Eine Mayo ist selbst mit einem kleinen Mixer, mit dem man auch Milch aufschäumen kann, in 2-3 Minütchen zubereitet und schmeckt 1000x besser, als fertig gekauft.
Wenn es dann mal Snacks mit Zucker oder vielen Kohlenhydraten sind, essen Sie sie am besten nach einem intensi-

ven Training, wenn der Blutzuckerspiegel abgesunken ist. So kann Ihr Körper den Zucker besser verarbeiten. Überstrapazieren Sie diese Strategie aber nicht - sie sollte wirklich nur nach körperlicher Bewegung angewendet werden. Das muss nicht zwangsläufig Sport sein – Fenster putzen, die Wohnung putzen verbraucht auch reichlich Kalorien.

Die richtigen Lebensmittel können

das gesündeste

und energiereichste Essen für Sie sein

oder

die langsamste Form von Gift!

Was macht Übergewicht mit uns?

Wer bitte sehr, darf entscheiden, wer dick oder übergewichtig ist? Es sind eingeschränkte Menschen (ich sage bewusst nicht ‚beschränkt'), die über ihren Tellerrand nicht hinausschauen können (oder wollen).

Schön ist, dass auf den Singlebörsen gerade Rubensladies sehr gefragt sind - vorwiegend von schlanken Männern, wie ich feststellen konnte.

Ich halte nichts von den Normal- Ideal- und Übergewicht-Schubladen. Angeblich ist man als Frau normalgewichtig: Körpergröße -100 = Kilo −10 %. Demnach dürfte eine Frau, die 1,70 m groß ist, maximal 63 Kilo wiegen und als idealgewichtige Frau: Körpergröße -100 = Kilo -15 % = gerade mal 59,5 Kilo. Jetzt fehlt nur noch der DIN-Stempel. Man kann einen Menschen doch nicht einfach in Gewichtsklassen einsortieren.

Derjenige, der den BMI (Bodymaß-Index) erfunden hat, ist nicht nur sehr bekannt geworden, sondern hat sich auch noch eine goldene Nase mit Büchern, Tabellen, CDs, DVDs, Vorträgen, Konferenzen und Schulungen verdient.

Ich persönlich halte bei Frauen von beispielsweise 1,70 m Körpergröße in cm -100, also 70 Kilo als normalgewichtig – allerhöchstens -5 kg.

PLUS 10 %, also 77 Kilo sind meines Erachtens vertretbar – solange man sich damit wohlfühlt und keine gesundheitlichen Probleme festzustellen oder schon vorhanden sind.
Menschen werden oft dick, weil sie schon vom Babyalter an zu viel gefüttert wurden. Entweder aus Unwissenheit der Eltern oder weil sie den Kindern etwas Gutes tun wollen oder sie genug zu essen haben sollen. Oder einfach nur, damit die Eltern ihre Ruhe haben. Sattes Baby = ruhiges Baby. Vielleicht auch, weil den Eltern durch privaten, beruflichen, gesundheitlichen oder finanziellen Stress einfach die Zeit fehlt, einkaufen zu gehen und zu kochen.

Es ist ein Irrglaube, dass gesunde Ernährung teuer ist. Kauft man Obst und Gemüse nach Saison, sind sie viel sehr viel preiswerter als das Essen in den Mc-Läden, Pizza- und Frittenbuden. Gerade Kinder reagieren empfindlich auf falsche Ernährung. Sind die Fettzellen einmal da, bekommt man sie das ganze Leben nicht weg. Nicht durch Diäten und auch nicht durch Sport. Die Fettzellen schrumpfen einfach nur, um sich dann bei dem nächsten Stück Kuchen oder der Portion Fritten wieder aufzuplustern. Das Einzige, was dagegen noch hilft, ist leider eine Fettabsaugung, mit all den möglichen Risiken.

Für was bezahlt man mehr:

für gesundes Essen

oder

für die Behandlung von

Krankheiten
durch falsche Ernährung?

Wie reagiert unser Körper, wenn wir mehr auf den Hüften haben?

Psychologisch

Die meisten der Rubensfiguren, haben oftmals ein geringes Selbstwertgefühl, eine negative Sicht auf ihren Körper, ziehen sich unter Umständen immer mehr aus der Öffentlichkeit zurück und können so in eine soziale Isolation geraten, werden von den Mit-"Menschen" als faul abgestempelt, in eine Schublade gesteckt und werden depressiv.

Neurologisch

Neurologisch kann es vorkommen, dass sich, bedingt durch den höheren Fettanteil im Körper auch der Hirndruck erhöht. Hauptsächliche Leitsymptome sind unter anderem vermehrte Kopfschmerzen und Migräne.

Lungenfunktion

Unter anderem Atemprobleme, Schlafapnoe (Atemstillstände) – dadurch massive Herzprobleme, Asthma.

Herz- und Kreislaufbeschwerden

Unter anderem treten folgende Krankheiten auf: Bluthochdruck, Störungen des Fettstoffwechsels, teils massive Veränderungen der Blutfettwerte, Blutgerinnungsstörungen sowie chronische Entzündungen auf.

Magen und Darm

Unter anderem Magenvergrößerung. Reflux (Magensäureaufstoßen in der Speiseröhre bis hoch in den Rachenraum - kann Speiseröhrenkrebs hervorrufen). Massive Verdauungsprobleme.

Nieren und Leber

Unter anderem Beeinträchtigung der Nierenfunktion. Dadurch auch Störungen des Lymphsystems – insbesondere geschwollene Beine. Gallen- und Nierensteine. Fettleber.

Endokrines System (Hormonsystem)

Unter anderem Insulinresistenz, Typ 2-Diabetes, bei Frauen Störungen bei der Menstruation, Schädigungen der Eierstöcke, bei Männern Prostatabeschwerden, bei Kindern frühzeitige Pubertät.

Knochen und Muskeln

Unter anderem Deformierungen von Fuß- und Knie- und Hüftgelenken, verfrühte Osteoporose, Plattfüße, Schmerzen in den Schienbeinen, durch die Belastung Risse in den Schenkelknochen, Waden- und Fußknochen.

Das Übergewicht krankmacht, bekommen wir ja zu jeder passenden und unpassenden Zeit gesagt. Man sagt uns, wie wir abnehmen können (Diät, Sport, und so weiter).

Aber welche Vorteile haben wir davon, dass abnehmen? Die Krankheiten reduzieren sich um:

- Kopfschmerzen / Migräne –57 %
- Depressionen –55 %
- Hirn-Innendruck

  (Pseudotumor Cerebri) -96 %
- Schlafapnoe (Atemaussetzer

  während des Schlafs) -74-78 %
- Fettstoffwechsel-Störungen -63 %
- Asthma -82 %

  Fettleber-Krankheiten:
- Fettleber -90 %
- Leber-Entzündung -37 %
- Leberfibrose -20 %
- Risiko Herz-Kreislauf-Erkrankungen -82 %
- Bluthochdruck -52-92 %
- Stoffwechsel-Krankheiten -80 %
- Typ II Diabetes Mellitus -83 %
- Reflux -72-98 %
- Stressbedingte Inkontinenz -44-88 %

- Kniegelenk-Probleme -41-76 %
- Venenerkrankungen -90 %
- Gicht -77 %

Ihre Lebensqualität kann sich also, wenn SIE wollen, um 50 - 95 % verbessern!

warum vorgefertigte Lebensmittel erfunden wurden

Konserven, Fertiggerichte & Co.:

Das neue Wort für vorgefertigtes Essen heißt Convenience. Das bedeutet aus dem Englischen übersetzt: Einfachheit, Bequemlichkeit.
Die Uni Hamburg beschreibt diese Produkte so: Convenience-Produkte oder Ready-made-Food.
Man unterscheidet vorgefertigte Lebensmittel nach ihrem Zubereitungsstand:

- ➢ *Teilfertige Lebensmittel sind zum Beispiel Backmischungen;*

- ➢ *bei küchenfertigen Lebensmitteln sind alle nicht essbaren Teile bereits entfernt, zum Beispiel geschälte Kartoffeln im Glas;*

- ➢ *garfertige Lebensmittel sind roh und müssen noch gegart werden, zum Beispiel Pizza aus der Gefriertruhe (siehe Gefriergerät);*

- ➢ *zubereitungsfertigen Lebensmitteln muss man Flüssigkeit zugeben und sie dann erwärmen, zum Beispiel Fertigsoßen in Pulverform;*

➢ *verzehrfertige Lebensmittel müssen vor dem Verzehr nur noch erwärmt werden, zum Beispiel Gulasch aus der Konservendose."*

Ende Zitat.

Ziel 1

Kosten durch billige/preiswerte Inhalts- und Austauschstoffe niedrig halten

Vorgefertigte Lebensmittel sind vorwiegend aus künstlichen Zusatzstoffen hergestellt. Es wird sogar Gummi-Arabicum als Verdickungsmittel, Emulgator und als Stabilisator eingesetzt. Außerdem werden Zuckeraustauschstoffe verwendet. Nur ein paar Beispiele: in vielen Speckwürfel, in Flaschen abgefüllte Salatsaucen, Trockensuppen, fertigen Kaffee- und Cappuccino-Sorten.

Ziel 2

Haltbarkeit maximieren – auch wenn es für die Verbraucher schlecht ist

Weil die Lebensmittelhersteller oft die lange Haltbarkeit ihrer Lebensmittel verlängern, wird die Menge von Nitratsalzen erhöht. Weitere Arten von Geschmacksverstärkern in verarbeiteten Lebensmitteln sind: Monoatriumglutamat (englisch: Monosodium Glutamate), Sodium Benzoate (E 211) – (wirkt zum Beispiel der Schimmelpilzbildung entgegen). Diese Zusatzstoffe können Allergien, Asthma und Nesselsucht auslösen und belasten den Leberstoffwechsel.

Eine britische Studie hat Natriumbenzoat, das als Konservierungsstoff in Cola-Getränken verwendet wird, neben anderen Zusatzstoffen als möglichen Auslöser für ADHS genannt (Quelle: Wikipedia).

Sodium Saccharin (E 954) ist der älteste synthetische Süßstoff. Es wird angenommen, dass Süßstoffe Hungergefühle verursachen, was jeden Diäterfolg verhindert. Unter anderem ist Saccharin in Diät-Limonaden enthalten. Saccharin steht unter anderem im Verdacht, das Krebsrisiko zu erhöhen.

Und Natriumnitrat (E 251), Kaliumnitrat (E 252) werden zum Beispiel zum Pökeln von Fleisch- und Wurstwaren als

Konservierungsmittel verwendet. Auch diese Konservierungsmittel stehen im Verdacht, gesundheitliche Probleme zu verursachen.

Ziel 3

Durch diesen Zusatzstoffcocktail (weil er ja auch so gut schmeckt...) zu mehr Verbrauch zu verleiten.
Der große Anteil von Fett, Zucker und Salz in vorgefertigten Lebensmitteln, gemischt mit den Zusatzstoffen, verändert die Gehirnchemie und macht 'süchtig'.

Was ist drin, heißt die Frage, denn auf den verpackten Lebensmitteln steht es in den meisten Fällen überhaupt nicht, oder wenn verklausuliert mit den sogenannten E-Nummern auf den Verpackungen. Und so klein geschrieben, dass man die Zutaten nur mit einer riesigen Lupe lesen kann.

Auf der Website von www.das-ist-drin.de können Sie die Werte von einzelnen Lebensmitteln eingeben und sich die Nährwerte, Allergieprüfsiegel und Test-/ Qualitätssiegel anzeigen lassen. Nicht verwunderlich ist, dass die Hersteller keine Angaben über Vitamine/Mineralstoffe machen, diese Position ist auf den Webseiten fast immer leer.

Für unterwegs gibt es ein kleines handliches Büchlein "E-Nummern-Kompass", den Sie in vielen Apotheken, Buchläden oder auch online beziehen können. Kostet ca. 5-6 €.

Unglaublich aber wahr: Es gibt eine beträchtliche Anzahl von Zusatzstoffen in Deutschland, die NICHT bzw. nicht mehr deklariert werden müssen!

Zum Beispiel Brot durften schon vor 10 Jahren im Brot mehr als 38 undeklarierter Zusatzstoffe zugefügt werden. Die Bäcker waschen ihre Hände dabei in Unschuld, denn die Zusatzstoffe sind "nur" in den Backmischungen, die sie geliefert bekommen, enthalten.

Es ist bekannt, dass in den vorgefertigten Lebensmitteln Chemie enthalten ist. Aber welche? Im Anhang finden Sie einen mehr als informativen Link zur Wikipedia-Liste der in der Europäischen Union zugelassenen Lebensmittelzusatzstoffe (Stand November 2011). Darin sind Informationen enthalten über:

- Lebensmittelfarbstoffe

- Konservierungsstoffe

- Säureregulatoren

- Süßungsmittel – allen voran Aspartam

- Emulgatoren, Stabilisatoren,

  Verdickungs- und Geliermittel

- Rieselhilfen

- Geschmacksverstärker

- Weitere Zusatzstoffe

- Stoffe ohne zugeordnete E-Nummern

- Zusatzstoffe, die sowieso schon

  "erlaubt" sind

Ebenfalls finden Sie in der Anlage einen Link zum BMELV = Bundesministerium für Ernährung, Landwirtschaft und Verbraucherschutz über die Zusatzstoff-Zulassungsverordnung mit einem dort weiterführenden Link zur Webseite des Bundesministeriums für Justiz mit der Übersicht "Verordnung über die Zulassung von Zusatzstoffen zu Lebensmitteln zu technologischen Zwecken".
Die Vorgaben der Europäischen Union verlangen, dass alle Lebensmittel, die gentechnisch verändert sind oder in denen gentechnisch veränderte Lebensmittel enthalten

sind, gekennzeichnet werden müssen. Achten Sie darauf? Es muss auf dem Preisauszeichnungsschild von Obst- und Gemüse stehen und auf jeder Verpackung der vorgefertigten Lebensmittel. Aber wer kontrolliert das?

Es gilt: Eine Krähe kratzt der anderen kein Auge aus. Es wird sich so lange nichts an den "erlaubten" Zusatzstoffen ändern, bis eindeutig die krankmachende, krebserregende Wirkung nachgewiesen ist und die Menschen in Massen dagegen protestieren. Nur wie lange dauert so eine Studie? Jahre? Jahrzehnte? An wie vielen Personen müssten die Tests durchgeführt werden? Sind es vorwiegend männliche oder weibliche Probanden? Erwachsene oder Kinder? Wie alt? Nehmen sie schon Medikamente oder sind sie noch gesund? Die Liste der möglichen Kriterien lässt sich unendlich fortführen.

Eines steht fest: Der Industrie würden Milliardenverluste entstehen, und zwar bei den Herstellern der Zutaten, den Herstellern der Süßwaren, den Zulieferern, den Transportunternehmen und nicht zuletzt in der pharmazeutischen Industrie, nebst den Apotheken, denn irgendjemand muss ja die entstandenen Krankheiten "heilen". Und der Staat müsste natürlich dadurch auch beträchtliche finanzielle Verluste einstecken.

Was wir dagegen tun können:

Uns mit Obst, Gemüse, Fisch und Fleisch bewusst ernähren - auf natürliche Lebensmittel zurückgreifen. Wann immer möglich sollten wir auf Bioprodukte, Produkte aus kontrolliertem Anbau kaufen. Leider werden auch Obst und Gemüse gespritzt und Tiere werden mit Antibiotika gefüttert. Genannt werden in diesem Zusammenhang im besonderen Frankreich, Belgien, Holland und die Türkei. Was können wir tun? Obst und Gemüse gründlich waschen, nach Möglichkeit schälen. Fleisch und Fisch auch gut unter fließendem Wasser waschen – entweder sofort verarbeiten oder direkt einfrieren.

Ernährung ist kompliziert geworden.

Sarkastische Übersetzung aus dem Lebensmittel-marketing:

1. Ohne Zucker
   Statt dessen haben wir (die Lebensmittelindustrie) einige Zuckeraustauschstoffe zugefügt, die im Verdacht stehen, Krebs zu erzeugen.

2. Künstliche Aromastoffe
   sind ein grauenvoller Mix von Chemikalien, die Ihrem Hirn vorgaukeln, Sie würden etwas gesundes Essen.

3. Natürliche Aromastoffe
   Zum Beispiel der eine Tropfen Zitrone, der dem chemischen "Gift"-Cocktail zugefügt wurde.

4. Wenig Fett oder fettfrei
   Anstelle von Fett haben wir einen Chemiebrei zugefügt, der viel schlimmer ist, als Fett es jemals sein könnte.

5. Eine essenzielle Quelle an Vitaminen und Mineralien
   Wir haben eine Mixtur einiger überflüssiger Vitamine und Mineralien zugefügt, um den Rest der Chemikalien zu verbergen, mit denen wir Sie und Ihre Kinder füttern.

Mir wird schlecht, wenn ich das nur lese.

Einmal Körper-TÜV bitte!

Jeder Mensch verwertet Lebensmittel anders. Medikamente sind zum Beispiel oft Verursacher von Übergewicht und auch eine schlecht eingestellte Schilddrüse oder andere Krankheiten.

Andere Menschen reagieren, ohne es zu wissen, auf einige Lebensmittel allergisch. Und genau diese Lebensmittel blockieren dann die Fettverbrennung und erschweren das Abnehmen. Ein Allergietest beim Arzt gibt Sicherheit. Ein Check, ich nenne es "Körper-TÜV", ist mehr als sinnvoll, wenn es ans Abnehmen geht. Eine Untersuchung und ein komplettes Blutbild geben Auskunft. Bestehen Sie, neben den normal üblichen Blutwerten, auf die Untersuchung der Zuckerwerte, der Schilddrüsenwerte und der Mineralienwerte, wie Eisen, Fluor, Folsäure, Magnesium, Kalium, Kalzium, Phosphor, Selen und Zink. Wissenschaftliche Studien haben bewiesen, dass eine Unterversorgung dieser Mineralien die Körperfunktionen beeinträchtigen und auch sie das Abnehmen boykottieren können.

Liegt keine Krankheit vor (zum Beispiel eine Darmkrankheit), ist es für Europäer allerdings äußerst unwahrscheinlich, an Mangelerscheinungen dieser Vitamine und Mineralien zu leiden. Wenn wir uns abwechslungsreich ernähren, nehmen wir sie ganz natürlich in ausreichender Menge zu uns. Eine Zufuhr von künstlich hergestellten Mineralien ist daher absolut unnötig, sogar eher gefährlich, da sie im Verdacht stehen, unter anderem Krebs zu verursachen.

Müssen Sie regelmäßig Medikamente einnehmen?

Was viele Menschen nicht wissen oder besser: Was Ihnen nicht gesagt, ja manchmal sogar 'verheimlicht' wird: Medikamente können Ihren Stoffwechsel beeinflussen, dafür sorgen, dass Sie enorme Wassereinlagerungen haben oder Ihre Hormone geblockt werden und Sie deshalb gar nicht oder nur sehr schwer abnehmen! Lesen Sie sorgfältig die Beipackzettel. Auf der Webseite Apotheken-Umschau.de werden die Beipackzettel leicht verständlich erklärt.

Fragen Sie Ihren Arzt oder Apotheker, was genau dieses Kauderwelsch in den Beipackzetteln bedeutet. Und warum er sich über die Gegenanzeigen hinweg setzt. Ob es nicht alternative Medizin gibt.

Das müssen Sie wissen

Wenn Sie effektiv abnehmen wollen, sollten Sie das wissen:

Welcher Stoffwechseltyp sind Sie?

Sie haben mehr Appetit auf salziges Essen? Oder mehr auf Süßes? Oder doch eher auf beides?

Es steht fest: Sie haben einen einzigartigen Stoffwechsel, der in Ihrer persönlichen DNA verschlüsselt ist. Dieser DNA-Code ist der Schlüssel für eine schlanke Taille. Sind Sie beispielsweise ein Proteintyp und essen mehr Kohlenhydrate, werden Sie nicht abnehmen oder nur extrem langsam - selbst wenn Sie die Kalorienzahl unter Ihren Grundumsatz an Kalorien senken. Sie sehen verschwollen aus, lagern Wasser ein, nehmen zu und sind sehr oft müde oder sogar depressiv.
Hinweis zum Proteintyp: Es ist umstritten, inwieweit ein zu viel an Eiweiß für die Nieren schädlich ist (insbesondere bei Diabetikern). Um sicherzugehen, fragen Sie bitte Ihren Arzt.

Der Proteintyp

Sie brauchen mehr Proteine als die anderen Stoffwechseltypen. Vorsicht bei Fett und Kohlenhydraten!
Ihr Essen sollte vorzugsweise so ausgerichtet sein:

70 % Protein / 20 % Fett und 10 % Kohlenhydrate

Der Protein- und Fetttyp

Sie können sowohl Proteine und auch Fette viel besser als Kohlenhydrate verarbeiten.

50 % Protein / 30 % Fett / 20 % Kohlenhydrate

60 % Kohlenhydrate / 20 % Fett / 20 % Protein

Der Alles-gut-Verstoffwechsler-Typ

Herzlichen Glückwunsch:
Sie können alles gut verstoffwechseln!

33,3 % Proteine / 33,3 % Fett / 33,3 % Kohlenhydrate.

So wissen Sie es genau:

CoGAP MetaCheck

Abnehmen leicht gemacht?!
Mit einer neu entwickelten genetischen Stoffwechselanalyse sollen Ärzte festgestellt können, wie gut Fette, Kohlenhydrate und Proteine unterschiedlich verstoffwechselt werden.

MetaCheck (genaue Webadresse im Anhang) erklärt, dass Sie mit der auf Ihre Gene abgestimmten Ernährung bis zu 2,5 x effektiver abnehmen!

Mithilfe eines DNA-Tests (Speichelprobe aus dem Mund) wird die Stoffwechselveranlagung eines Menschen getestet. Der Link zum Video, in dem Dr. Kurscheid den genauen Ablauf erklärt, ist im Anhang zu finden.

Die Sporthochschule Köln und einige Ärzte bieten diesen Test an. Bis jetzt wird dieser Test noch nicht von den Krankenkassen bezahlt, was aber, in Anbetracht der stetig wachsenden Anzahl übergewichtiger Menschen, wirklich sehr sinnvoll wäre. Derzeit kostet der Test bei MetaCheck 299 €. Wie heißt es: "Fragen kostet nichts." Es rentiert sich, doch mal bei der Krankenkasse oder den Anbietern von bereits bestehenden Krankenzusatzversicherungen nachzufragen, ob die Kosten übernommen werden. Vor allen Dingen, wenn Sie chronisch krank sind.
Man kann den Speicheltest beim Arzt durchführen lassen oder
bequem zuhause machen. (Link zur Website von mymetacheck.de siehe Anhang).

Passen Ernährungsumstellung und Training zusammen, ist die Gewissheit aus diesem Gentest mit Sicherheit für gesunde Gewichtsabnahme sehr hilfreich.

Sie entscheiden sich für das Obst und Gemüse, das Ihnen persönlich schmeckt und gut tut. Dann einfach mit möglichst fettfreiem Fisch oder Fleisch, Proteinen oder Kohlenhydraten ergänzen – je nachdem welcher Stoffwechseltyp Sie sind.

Und genau wegen dieser Unterschiede sind die Tabellen in diesem Buch sortiert nach Proteinen, Fettanteil, Kohlenhydraten und Kalorien.
Die Prozentangaben bei Fett bedeuten nicht, dass Sie ungeniert Fett in Form von Butter, Sahne, Torten und Co. essen können. Es sind die Fette gemeint, die in Fisch, Fleisch und diversen Gemüsen vorkommen (zum Beispiel ist Avocado sehr fettreich).

Bitte beachten Sie, dass es sich hier um geschätzte Angaben handelt. Jeder Körper hat eine unterschiedliche Genkombination. Eine genaue Genanalyse hilft Ihnen, noch besser abzunehmen.

Grundumsatz Kalorien

Mit den Jahren und unzähligen Diäten hat sich der Körper auf Hungersituationen eingestellt und seinen Grundumsatz gesenkt (Kalorien, damit er auch bei einer geringeren Kalorienzufuhr funktionieren kann). Welchen Grundumsatz Sie haben, können Sie auch ohne diese Untersuchung natürlich an sich selbst beobachten. Ein Rock oder Hose, die auf einmal nicht mehr oder wieder besser passt, gibt ja nun auch schon Hinweise. Kleidung lügt nicht und die Ausrede "ist beim Waschen eingelaufen" gilt nicht.

Bei diäterfahrenen Menschen (vor allen Dingen nach vielen Kurzdiäten) kann sich der Kalorienverbrauch auch drastisch sogar auf ca. 800 – 1200 Kalorien im Ruhezustand pro Tag reduziert haben.

Wenn man bedenkt, dass eine normal große Pizza schon zwischen 800 bis 1500 Kalorien hat, 1 Döner ca. 620, 1 BigMac 224 (und mal eben 15,7 % Fett) oder eine Portion Pommes (120 g) schon 420 Kalorien haben - na dann Mahlzeit!

Eine hervorragende Möglichkeit einen ersten Anhaltspunkt über den ca. Kalorienverbrauch und auch den täglichen Fettbedarf auszurechnen, bietet der kostenlose Calculator von www.jumk.de.

Wie hoch Ihr Kalorienbedarf ist, wissen Sie jetzt. Beim Grundumsatz geht es darum, wo genau der eigene Kalorie-level steht. Sagen wir bei 1800 Kalorien am Tag – und Sie essen nur 100 Kalorien am Tag mehr, nehmen Sie unweigerlich zu, zwar sehr langsam, aber stetig. Je mehr Kalorien Sie über Ihrem Grundumsatz essen, je mehr nehmen Sie an Gewicht zu. Wenn Sie schon einige Diäten hinter sich haben, wissen Sie, wie viel Kalorien ein Steak, ein Hering, ein Eis oder ein Stück Kuchen hat. Deshalb hat man ja auch das schlechte Gewissen, wenn man sich ein Eis oder ein Stück Kuchen gönnt. Sie können einschätzen, wie viel Sie am Tag noch essen dürfen, ohne zuzunehmen. In der Fatburnertabelle finden Sie die Kalorien, Eiweiße, Fette und Kohlenhydraten.

Für Menschen, die an Laktoseintoleranz (Milchzucker-Unverträglichkeit) leiden, gibt es mittlerweile einige Produkte, die das fehlende Enzym Laktase ersetzen. Hersteller sind unter anderem Lactostop, Lactrase, ProNatura, die Produkte in unterschiedlichen Stärken anbieten, je nachdem wie hoch der Enzymmangel ist. Das erübrigt den teuren Griff im Supermarkt nach 'laktosefreien' Lebensmitteln, die gut und gerne mal 140 % teurer als normale Lebensmittel sind. Sie finden diese Produkte unter anderem in Apotheken, gut sortierten Supermärkten, Bioläden und im Internet (Webadresse im Anhang). Auf der Webseite von Nahrungsmittelintoleranz.com finden Sie einen Produkttest der angebotenen Lactasepräparate. Ein genaues Datum steht bei dem Produkttest leider nicht dabei. Das letzte Update wurde im April 2011 gemacht.

Viele Menschen wissen gar nicht, dass sie an Laktoseintoleranz leiden. Interessant und ein erster Anhaltspunkt diesbezüglich ist der Test auf der Webseite von Lactostop.de. Um sicherzugehen und genaue Informationen zu erhalten, fragen Sie bitte Ihren Arzt oder Apotheker.

Natürliche (industriell nicht verarbeitete Lebensmittel) sind Wundermittel der Natur. Sie enthalten zahlreiche Vitamine und Mineralien, die helfen, günstig beeinflussen oder vermeiden:
Kräuter und Gewürze sind in der Lage die Gewichtsabnahme zu unterstützen, die Fettverbrennung und den Stoffwechsel anzukurbeln, den Blutzucker zu stabilisieren, bei Entzündungen zu helfen und gegen Bakterien, Viren und Pilzbefall zu wirken.

- Obst und Gemüse sind Fatburner, die das Körperfett zum Schmelzen bringen
- sie verfeinern das Hautbild und sorgen für ein strahlendes, jugendliches und attraktives Aussehen
- sie sind 100 % natürliche Anti-Aging-Produkte, die den Alterungsprozess verlangsamen können
- sie enthalten Antioxidantien – wirken also freien Radikalen entgegen
- sie wirken als Antiseptika
- sorgen für schönes, kraftvolles, gesundes und glänzendes Haar
- reduzieren Akne, Ekzeme und sonstige Hautprobleme
- sie beugen Augenkrankheiten vor
- stimulieren den Stoffwechsel
- entwässern das Lymphsystem

- reduzieren Heißhunger und Fressattacken
- sie beschleunigen die Genesung nach Krankheiten und Operationen, fördern die Wundheilung
- sie beruhigen das Nervensystem
- helfen bei Blutarmut
- gleichen den Säure-Basen-Haushalt aus
- helfen gegen Allergien
- verbessern das Gedächtnis und das Erinnerungsvermögen
- helfen gegen Müdigkeit
- sind auch Schlaf fördernd
- senken den Cholesterinspiegel
- helfen den Blutzuckerspiegel niedrig zu halten
- sie geben Energie
- sorgen für gute Konzentration
- reduzieren Stress
- vermeiden und helfen gegen Reizbarkeit, Depressionen, Erschöpfung
- sie produzieren Glückshormone
- sind entzündungshemmend
- vernichten im menschlichen Körper schädliche Bakterien
- unterstützen die Magen- und Darmtätigkeit = verdauungsfördernd
- helfen beim Wiederaufbau der Darmflora

- reduzieren Blähungen
- verhindern Übelkeit und Erbrechen
- schützen die Nieren
- reinigen die Leber
- sind reich an Ballaststoffen
- verbessern das Sehvermögen
- entgiften den Körper
- die Öle reduzieren Dehnungsstreifen
- unterstützen die Körpererneuerung
- senken den Blutdruck
- sie sind natürliche Antibiotika
- sorgen für freie Blutgefäße
- und für gesunde Knochen und Zähne
- verlängern die Lebenserwartung
- beugen Herzinfarkten und Schlaganfällen vor
- beeinflussen die Libido und fördern die Lust auf Sex
- sie sind ein natürliches Viagra (insbesondere frische rote Bete)
- sie sorgen für gute Laune
- wirken schmerzlindernd (z. B. bei Kopfschmerzen/Migräne)
- helfen gegen Menstruationsbeschwerden und auch Prostatabeschwerden
- helfen bei Schlafstörungen und Schlaflosigkeit
- haben antibakterielle Wirkung
- helfen bei Grippe

- beugen Arthritis und Gicht vor
- helfen bei Osteoporose
- und bei Asthma und Bronchitis
- sie können vor Alzheimer und Demenz schützen

Jedes Stück Obst, Gemüse, Fleisch oder Fisch, das Sie essen, hat seine ganz speziellen Inhaltsstoffe, die Ihnen helfen gesund zu bleiben oder gesund zu werden.

Fatburner

Das Bild zeigt das gleiche Gewicht Fett zu Muskeln.

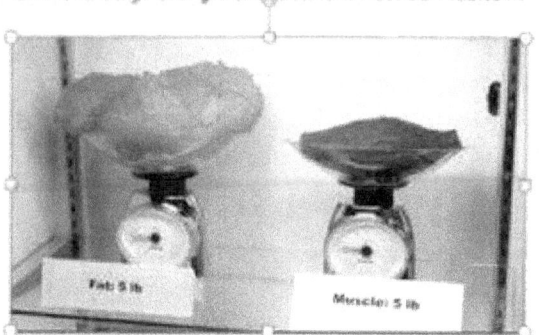

Es gibt einige Fatburner, wie zum Beispiel Sport. In diesem Buch geht es um die speziellen 131 natürlichen Lebensmittel, die bei der Gewichtsabnahme besonders aktiv sind.
Natürliche Lebensmittel ersetzen *alle* zusätzlich künstlich hergestellten Pillen, Pülverchen, Vitaminpräparate und Zusatzstoffe, die auf dem Lebensmittel-, Gesundheits- und Diätmarkt zu finden sind und mit denen Milliardenumsätze erzielt werden. In den meisten Fällen wird vor den Nebenwirkungen solcher Mittel und künstlich hergestellten Produkte nicht gewarnt.

Nebenwirkungen können sein: Herzrasen, Zittern, Schweißausbrüche, Kreislaufbeschwerden, Schlafprobleme, Kopfschmerzen. Es ist noch immer nicht erforscht, ob sie die DNA des menschlichen Körpers verändern und welche gesundheitlichen Konsequenzen das hat - und für welche Krankheiten sie heute schon verantwortlich sind.
Vorgefertigte Lebensmittel werden mit Konservierungsstoffen haltbar gemacht. Zucker spielt dabei eine wesentliche Rolle. Zucker ist aber die verantwortliche Nr. 1, wenn es um das Thema Gewichtszunahme geht.

Was sind 100% natürliche Fatburner – oder auf Deutsch "Fettverbrenner"? In diesem Buch finden Sie 131 der effektivsten natürlichen, nicht vorgefertigten, Nahrungsmittel sowie zusätzliche Tipps, die helfen Ihren Stoffwechsel anzukurbeln, die Fettreserven anzugreifen und zum Schmelzen zu bringen.

Abnehmen durch ausreichend Schlaf

Zu wenig Schlaf fördert die Entwicklung von Diabetes. Zu wenig Schlaf ist unter anderem mitverantwortlich für Gewichtszunahme. Auch, weil man dann Zeit hat, nachts heimlich an den Kühlschrank zu schleichen, damit uns niemand beim Sündigen ertappt und wir uns nicht rechtfertigen müssen. Die Amerikaner behaupten, dass ausreichend Schlaf sogar Krebs vorbeugt.

Schlaf lädt das Hirn mit neuer Energie auf, er sorgt für ein gesünderes Herz, reduziert Stress und Entzündungen, macht wacher und konzentrierter, sorgt für Ausgeglichenheit, kann Depressionen vorbeugen, sorgt für eine bessere Haut, beugt Hautalterung vor (also ein perfektes Anti-Aging-Mittel), hilft Diabetes in den Griff zu bekommen. Und:

ausreichender Schlaf (6-8 Stunden)

ist mitverantwortlich für eine
dauerhafte
Gewichtsabnahme.

Melatonin

Sorgt das Hormon Melatonin wirklich für guten Schlaf?

Melatonin wird als Meisterhormon bezeichnet, das alle anderen Hormone des menschlichen Körpers ausgleicht.

Es ist als ein Hormon bekannt, das den Schlaf reguliert (wichtig für ein funktionierendes Gedächtnis), bei Jetlag und Winterdepressionen helfen und die Einschlafzeit verkürzen soll.

Melatonin soll angeblich die Gewichtsabnahme kontrollieren können – ohne dass der Kalorienkonsum reduziert wird.

Dieses Hormon ist von Natur aus in kleinen Mengen in Senf, Gojibeeren, Mandeln, Sonnenblumenkernen, Zimt, Fenchel, Koriander und Kirschen enthalten.

In Amerika gilt Melatonin als wahres Wundermittel: Prophylaxe bei Migräne, Anregung des Haarwuchses, abfangen freier Radikal, einer Verlangsamung des Atems, Bekämpfen oder Vorbeugung von Krebs und Vermeidung von Arteriosklerose, Schlaganfällen, chronischem Erschöpfungssyndrom (CFS = Chronic Fatigue Syndrom) und Herzinfarkten. Ich halte die Amerikaner für recht optimistisch.

Es ist äußerste Vorsicht geboten, wie jetzt gerade Dr. Mehmet Oz (Gesundheitsexperte mit eigener TV-Sendung in Amerika) und Schlafexperte Dr. Michael Breus kontrovers diskutieren: Sabotiert Melatonin sogar den Schlaf?
Ja, sagt Dr. Breus, und zwar, wenn man zu viel zu sich nimmt. Die empfohlene Dosis liegt laut Dr. Breus bei 0,3 mg bis maximal 1 mg Melatonin pro Nacht. Mehr als 1 mg kann für den Schlaf sogar gefährlich sein. Die Frage ist, warum die Hersteller, Produkte mit mehr als 1 mg auf den Markt bringen. Eine bewusst erzwungene Abhängigkeit, um immer mehr zu verdienen – zulasten der Menschen, die glauben darauf angewiesen zu sein? Die tatsächlich angebotenen Dosen liegen bei 1,5 mg, 3 mg, ja sogar 5 mg – ohne Warnhinweis. Das ist unverantwortlich!

Laut Dr. Oz ist eine angemessene Melatonineinnahme:

➢ Nur unter Beobachtung eines Arztes

   oder Schlaftherapeuten

➢ Maximale Dosis von 0,3 mg bis maximal

   1 mg pro Nacht

➢ 90 Minuten bevor man das Licht ausmacht nehmen

➢ Nur für eine kurze Zeit von maximal

   2-3 Monaten einnehmen

- ➤ Niemals in Kombination mit anderen Schlafmedikamenten nehmen
- ➤ Niemals in Verbindung mit Alkohol nehmen
- ➤ Insbesondere für Kinder unter 18 Jahren nicht geeignet!
- ➤ Insbesondere für schwangere und stillende Frauen ungeeignet!

In Europa wird hoch dosiertes Melatonin als Arzneimittel eingestuft und ist daher verschreibungspflichtig. Es ist nur für Menschen über 55 Jahre gedacht.

Melatonin als Nahrungsergänzungsmittel (ohne Rezept - angeblich natürlich) gibt es massenweise von ausländischen Herstellern auch über das Internet.

WARNUNG, wenn Sie trotzdem Melatoninprodukte aus dem Internet bestellen:
Melatoninmedikamente oder Melatonin als Nahrungsergänzungs-mittel helfen NICHT beim Abnehmen, sind KEINE Schlaftabletten und keine Mineral- oder Vitamintabletten. Melatonin reguliert lediglich die innere Uhr (zum Beispiel bei Jetlag). Nimmt man Melatonin als Schlaftablette, wird man schon nach ca. 2 Wochen nachts wieder wach, nimmt mehr Tabletten und nochmals mehr. Man fühlt sich auf der sicheren Seite, weil es ja ein "natürliches Hormon" ist. Und schon ist man im Teufelskreis gefangen. Man wird süchtig und schädigt, wie bei der Einnahme aller Drogen, den Körper.
Nebenwirkungen: Schwindelanfälle, Albträume, morgendliche Ruhelosigkeit, Angstzustände, Despression.
Besonders betroffen: Frauen, weil sie viel eher bereit sind, zu Hilfsmitteln in Pillenform zu greifen.

Melatoninprodukte können die Wirkung von Medikamenten beeinträchtigen und zu zusätzlichen Nebenwirkungen führen.

Selbst unter Fachleuten ist die Wirkung von Melatonin umstritten. Sprechen Sie bitte unbedingt mit Ihrem Arzt, ob und inwieweit eine Verschreibung bzw. Einnahme von Melatoninprodukten für Sie sinnvoll ist – vor allen Dingen, wenn Sie krank sind und Medikamente nehmen müssen.
Alles, was unseren Hormonhaushalt direkt beeinflusst, wie zum Beispiel das hier genannte Melatonin oder der neue Hype um die HCG-Diät (Verabreichung von Schwangerschaftshormonen zur Gewichtsabnahme), halte ich für sehr gefährlich. Die Nebenwirkungen sind enorm und immer noch nicht erforscht. Unser Körper rächt sich, wenn man ihm dermaßen ins Handwerk pfuscht! Kurzfristige Resultate sind oft mehr als teuer erkauft.

Ein ganz natürlicher Helfer bei Melatoninüberschuss ist Sonnenlicht. Sollte die Sonne seltener scheinen, können sich Depressionen verstärken oder neue entstehen.
Abhilfe versprechen zusätzliche Lampen, wie zum Beispiel Tageslichtlampen (um einen Farbeffekt zu erhalten, geben Sie einfach eine bunte Plexiglas- oder Glasscheibe davor), Farbwechsellampen, Salzkristalllampen, die ein schönes Licht zaubern und auch noch das Raumklima verbessern.
Gerade in den Wintermonaten kann man sich an leuchtenden Farben überhaupt nicht sattsehen. Viele Ärzte bieten Lichtkuren durch Sonnenduschen und Lichttherapien an.
Mittlerweile gibt es Lichtduschen und Farbtherapiegeräte auch über das Internet zu kaufen .
Die Lichtdusche ist die wesentlich gesündere Alternative - viel besser, als synthetisch hergestellte Medikamente oder Nahrungsergänzungsmittel.
Licht hilft, sich besser und gesünder zu fühlen und es scheint die Lösung für so manche gesundheitliche Probleme zu sein.

Trinken

Viele Menschen wissen nicht, dass Trinken der Schlüssel Nr. 1 zur Gewichtsabnahme ist. Und, dass Hunger oft signalisiert, dass man eigentlich nur durstig und nicht hungrig ist. Probieren Sie es aus. Trinken Sie bei Hungergefühl mal ein Glas Wasser oder Tee. Sie werden überrascht sein.

Wasser

Wasser erhöht für 2-3 Stunden den Stoffwechsel und somit die Fettverbrennung um 30 %.
Man ist wirklich erstaunt, wie viel man isst und wie wenig man doch trinkt. Trinkt man mehr, hat man weniger Appetit. Und das klappt hervorragend – ohne extra Pillen, Pülverchen und ohne OP.
Trinken ist wichtig, sogar lebensnotwendig, weil Wasser uns gesund hält und die giftigen Toxine über die Niere aus unseren Körpern ausschwemmt. Unsere Nieren sind ein bedeutendes Organ, es reguliert unter anderem den Elektrolyt- und den Säure-Basen-Haushalt. Es produziert Hormone, ist wesentlich an der Blutbildung beteiligt und sorgt für einen gesunden Blutdruck.
Der menschliche Körper besteht zu 75 % aus Wasser – unser Gehirn sogar 85-90 %.

Erste Anzeichen für Wassermangel sind unter anderem: verringerte Konzentration, Verwirrtheit, Antriebslosigkeit.
Sie können sich bestimmt vorstellen, dass zu wenig Wasseraufnahme zu drastischen Einschränkungen der körperlichen und geistigen Energie führen kann.

Die Vorteile von Wasser:

- Wasser hat 0 Kalorien

- es regt den Stoffwechsel an

- verringert den Appetit

- reduziert Wassereinlagerungen

- verhindert Hungerattacken

- es sorgt für Energie

- Wasser hilft gegen Übergewicht

- gegen Diabetes

- gegen Überzuckerung

- für Zahnschmelzerhaltung

- reguliert die Körpertemperatur

- hilft Lebensmittel in Energie umzuwandeln.

Empfohlen werden sehr oft 8-10 Gläser Wasser pro Tag (die Menge ist mittlerweile auch recht umstritten). Die Asiaten sagen sogar: trinke, wenn du durstig bist. Das könnte jedoch bei älteren Menschen und Menschen, die regelmäßig Medikamente einnehmen, eher gefährlich sein.
Wasser kann natürlich auch gegen Tee oder Kaffee (begrenzt) ohne Zucker oder Milch ausgetauscht werden. Mittlerweile ist nachgewiesen, dass es ein Mythos ist, dass Kaffee die Nierenfunktion einschränkt und nicht zur Flüssigkeitsaufnahme hinzu gezählt werden kann.
Sehr hilfreich beim Check der getrunkenen Flüssigkeitsmenge, ist eine Strichliste, auf der man den täglichen Flüssigkeitsverbrauch vermerkt.
Wenn Sie viel Obst und Gemüse essen oder Suppen/Brühen trinken, nehmen Sie teilweise 700 – 1000 ml Flüssigkeit pro Tag zusätzlich auf (natürlich nicht, wenn Sie nur 1 Apfel und 1 Möhre essen).
So können Sie die zusätzliche Flüssigkeitszufuhr auf ca. 1,5 Liter reduzieren.

Die Top 10 der wasserhaltigen Obst- und Gemüsesorten:

- 96 % Wasser: Gurken
- 96 % Wasser: Wassermelonen
- 95 % Wasser: Ananas
- 95 % Wasser: Romanasalat
- 94 % Wasser: Tomaten
- 94 % Wasser: Blaubeeren
- 94 % Wasser: Staudensellerie
- 92 % Wasser: Kürbis
- 90 % Wasser: Grapefruit
- 89 % Wasser: Birnen

Wenn Sie es nicht gewohnt sind, viel zu trinken, zwingen Sie Ihren Körper bitte nicht! Auch Trinken kann man trainieren. Trinken Sie einfach alle 2-3 Tage ½ bis 1 Glas mehr – bis Sie auf Ihre tägliche Flüssigkeitsmenge von 1,5 – 2 Liter pro Tag kommen.

Trinken Sie bitte keine fertig abgepackten Säfte, Limonaden oder Alkohol. Sie enthalten unter anderem zu viel Zucker oder Zuckeraustauschstoffe. Die Inhaltstoffe sollen unter anderem verantwortlich sein für Asthma, Nierenprobleme, Diabetes, Darmprobleme, Zahnschäden, Herzprobleme, Osteoporose und sogar Krebs.
Haben Sie Schlafprobleme und müssen nachts öfters mal auf die Toilette? Es hilft oftmals, wenn Sie ca. 4 Stunden vor dem Schlafen gehen weniger trinken. Testen Sie es aus, was für Sie am besten funktioniert.

Gegen ein Gläschen Wein am Abend ist absolut nichts einzuwenden. Rotwein werden sogar gesundheitliche Eigenschaften zugesprochen. So soll Rotwein unter anderem einen positiven Effekt auf das Herz-/Kreislauf-System haben.

Kalte Getränke beschleunigen die Gewichtsabnahme?

Dieser Mythos basiert darauf, dass wir automatisch mehr Kalorien verbrauchen sollen, wenn wir kalte Getränke konsumieren. Die Wahrheit ist, dass kalte Getränke das Fett, das Sie gegessen haben, erstarren lassen und länger im Magen/Darm bleiben, die Verdauung verlangsamen und so noch schneller und einfacher den Weg an unsere Hüften, Beine und Po finden und dadurch auf Dauer den Verdauungsapparat schädigen.

Trink-Ritual aus Japan

In Japan ist folgende Trinkgewohnheit sehr beliebt, und zwar dass man unmittelbar nach dem wach werden Wasser trinkt. Ein wissenschaftlicher Test hat die Wirksamkeit und den Wert bei älteren, ernsthaften genauso wie auch bei erst kürzlich aufgetretenen Krankheiten bestätigt. Eine japanische Medizingesellschaft hat diese Art Wasser zu trinken, als Heilmittel für folgende Krankheiten beschrieben:

- Kopfschmerzen
- Körperschmerzen
- Herzprobleme
- Arthritis
- Epilepsie
- Übergewicht
- Bronchialasthma
- Tuberkolose
- Meningitis

- Nierenprobleme
- Gastritis
- Bluthochdruck
- Magenprobleme
- Diarrhö
- Hämorrhoiden
- Diabetes
- Darmträgheit
- alle Augenprobleme
- Menstruationsprobleme
- Probleme mit der Gebärmutter
- Prostataprobleme
- Problemen mit den Ohren, der Nase und dem Hals

So funktioniert die japanische Trinkmethode:

Schritt 1
Sobald Sie aufwachen (VOR dem Zähneputzen) trinken Sie 4 x 160 ml Wasser. Und wirklich nur Wasser. Keine Brausetabletten darin oder Säfte. Reines, pures Wasser.

Schritt 2
Erst, wenn Sie die Menge Wasser getrunken haben, putzen Sie sich Ihre Zähne, aber essen oder trinken Sie für 45 Minuten nichts.

Schritt 3
Nach 45 Minuten können Sie ganz normal essen und trinken.

Schritt 4
Bis jeweils 15 Minuten nach Ihrem Frühstück, Mittagessen und Abendessen können Sie trinken. Danach setzen Sie für 2 Stunden mit weiterem Trinken und Essen aus.

Tipp:
Trinken Sie aus Tassen. Vielleicht haben Sie ja große bunte Tassen, so wird das Trinken gleich viel abwechslungsreicher.

Ältere oder kranke Menschen, die es nicht schaffen 4 Gläser Wasser hintereinander zu trinken, fangen mit einer kleineren Menge an. Trainieren Sie Ihr Trinken – täglich immer etwas mehr, bis Sie diese 4 x 160 ml Wasser schaffen.

Wasser werden beachtliche Heilkräfte zugesprochen. Wenn diese Trinkmethode wirklich so wirkt, wie beschrieben, wäre es enorm! Testen Sie es für sich aus - Sie haben dabei nichts zu verlieren, sondern alles zu gewinnen.

Mir persönlich hilft diese Trinkmethode sehr. Ich habe keine Kopfschmerzen mehr, kann viel besser und länger schlafen, bin viel fitter - die Wassereinlagerungen in den

Beinen sind fast verschwunden und ich kann mich viel besser konzentrieren. Vor allen Dingen bin ich sehr viel schneller und sehr viel länger satt.

Wussten Sie,

dass das Trinken aus Wasserflaschen, die Sie bei heißer Sonne im Auto liegen gelassen haben, gefährlich ist? Die ultravioletten Strahlen der Sonne beschleunigen, die Auflösung der in der Plastikflasche enthaltenen Chemikalien, die unter dem Verdacht stehen, Brustkrebserreger zu sein. Laut der Untersuchungen der PET-Flaschen wurde nur festgestellt, dass die geltenden Grenzwerte nicht überschritten werden. Aber wer legt diese Grenzwerte fest? Und auf welche Werte wurden sie festgelegt. Wurden sie auf die gesundheitlichen Auswirkungen auf die Menschen getestet? Wie ist die Wirkung auf Kinder, Frauen und Männer?

Zitronenwasser

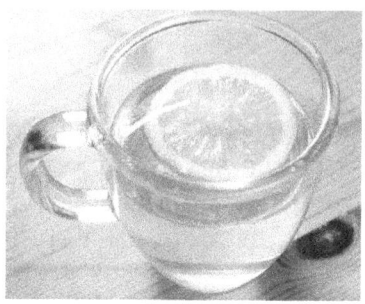

Warum warmes und kein kaltes Zitronenwasser? Kaltes Wasser kann dem Körper einen Schock- oder Stressfaktor versetzen. Kalte Getränke verbrauchen im ersten Moment zwar viel Körperenergie, um die Flüssigkeit der Körpertemperatur anzugleichen, aber schädigt auf Dauer unseren Magen und Darm.

Kann Zitronenwasser beim Abnehmen helfen?

Zitronensaft kann den glykämischen Index von einer Mahlzeit von 20-40 % verringern, wenn man 1-2 Teelöffel Zitronensaft dem Essen zufügt.
Darüber hinaus senkt Zitronensaft die Insulinreaktion von Kohlenhydraten und sorgt dafür, dass das Essen länger im Magen verbleibt und man so länger satt ist. Länger satt = weniger Hunger = weniger Kalorienaufnahme. So können erstaunliche Resultate bei der Gewichtsabnahme erzielt werden, die schon morgens vor dem Kaffee ein großes Glas Zitronenwasser trinken.

Das ist der Schlüssel zur Gewichtsabnahme!

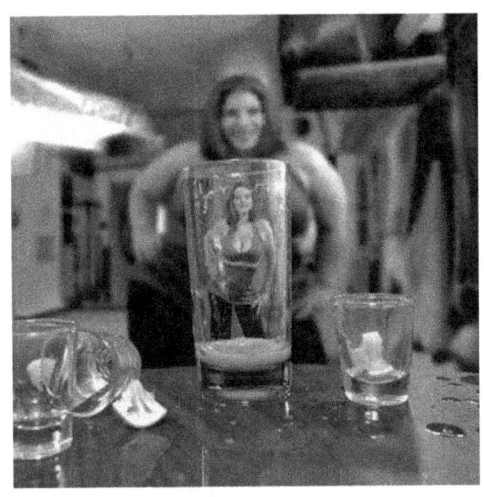

Es langt schon eine halbe Zitrone auf ½ Liter Wasser. Es muss und soll Ihnen nicht Ihre Eingeweide zusammenziehen. Wenn es zu sauer ist, verlieren Sie schnell das Interesse und die Lust an diesem Energiebooster und Ihr Magen/Darm reagiert dann auch sprichwörtlich 'sauer'. Eventuell süßen Sie den Saft einfach mit etwas Stevia oder sehr wenig Honig.

Bitte nehmen Sie *echte Zitronen* (nach Möglichkeit Bio), denn in diesen kleinen, eigentlich recht praktischen Plastikzitronenfläschchen sind nur 20 % Zitronensaft plus Wasser, Zitronensäure und Aromen enthalten. Der eigentliche Geschmack kommt also von der Zitronensäure.

Zitronenwasser regt das Immun-, Hirn- und Nervensystem an und senkt auch den Blutdruck. Außerdem gleicht Zitronensaft den ph-Wert aus und reguliert so den Säure-Basen-Haushalt.

Das Vitamin C sorgt für

- eine klare, reine Haut
- soll sogar dabei helfen, Falten zu reduzieren
- macht einen frischen Atem.

Zitronen helfen unter anderem auch

- bei Gicht
- bei Grippe
- und Entzündungen
- gegen Müdigkeit
- Herzrasen
- sorgen für einen besseren Schlaf
- reduzieren Körpergeruch
- und Stress
- wirken antibakteriell und entzündungshemmend

Und wie viel Zucker essen oder trinken Sie unbewusst jeden Tag?

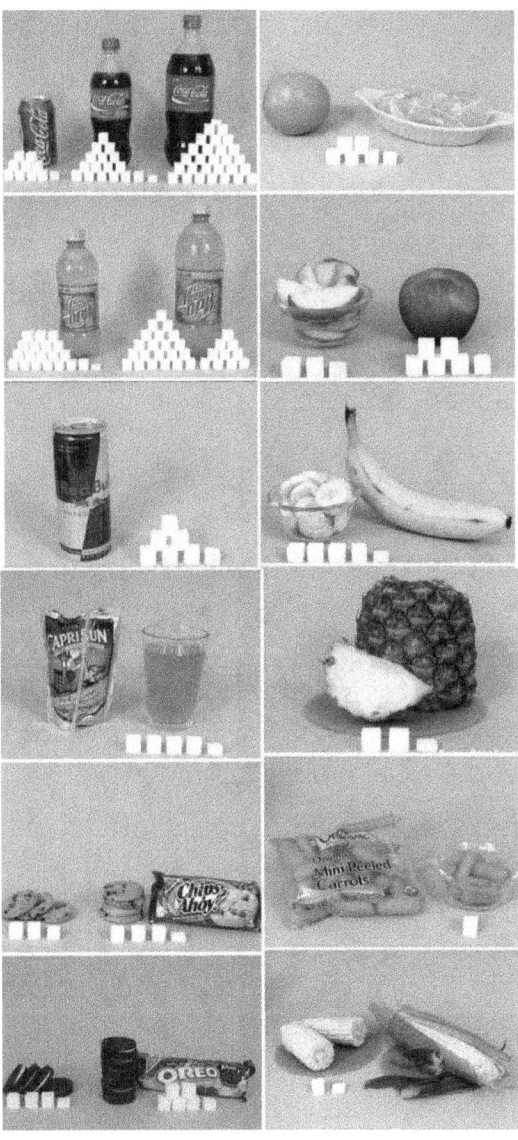

Hier sind die Kalorien- und Zuckerbomben, die in Dutzenden in Ihrer Küche versteckt sind. Sie sind hauptsächlich für das Fett auf Ihren Hüften, den Hüften unserer Freunde, Männer, aber vor allen Dingen bei Ihren Kindern verantwortlich:

- Salatdressings – inklusive der meisten kalorienreduzierten und kalorienfreien Versionen
- Cerealien (auch die für Kinder so gesund angepriesenen) sowie Cracker, Flips, Chips, Salzstangen, Brezeln
- Pasta – auch Makkaroni und Käse
- Wurst
- Fruchtjoghurt und Fruchtquark
- Würzmittel wie Ketchup, Gelee, Marmelade, Schokoladen-Nussaufstrich usw.
- Trocken-, Dosen- und geräuchertes Fleisch
- Obst und Gemüse aus Dosen
- Softdrinks, Fruchtsäfte, Energydrinks und Tees aus Flaschen oder Kartons
- viele Diätprodukte
- Hunderte von fettreduzierten und fettfreien Produkten
- und natürlich die meisten Sorten Junkfood, Desserts und Fast Food

Es kostet Sie 1x die Zeit auf die Verpackungen zu schauen, welche Inhaltsstoffe sich in den vorgefertigten Lebensmitteln befinden. Wenn Sie wirklich gewillt sind, sich einen neuen Lebensstil und Gesundheit zu gönnen, sollten Sie diese Lebensmittel ganz schnell ins Regal zurückstellen. Sie investieren diese Zeit in Ihre Gesundheit und Ihre Zukunft.

Fressrausch durch den Zuckeraustauschstoff Aspartam

Wir alle haben ab und zu Lust auf Süß. Der eine mehr, der andere weniger. Bei Diäten, die ganz auf Süßigkeiten oder sogar Obst verzichten, wird die Lust ganz schnell auch zu Heißhunger oder auch richtiger Gier. Genau diese Reaktion lösen die meisten Produkte aus, wo in der Zutatenliste Inhaltsstoffe auftauchen, die auf "ose" enden (wie Sucralose, Saccharose, Fruktose, Glucose älter: Dextrose) und andere Süßstoffe, wie zum Beispiel Aspartam.
Aspartam wird laut dem Biologen Dr. Klaus Rhomberg aus gentechnisch manipulierten Mikroorganismen hergestellt.

Aspartam ist mittlerweile in mehr als 6.000 Lebensmitteln enthalten - quer durch sämtliche Lebensmittelarten so auch unter anderem in:

- Lightprodukten
- Kaugummi
- aromatisiertem Wasser
- zuckerfreien Produkten
- "Zero"-Getränken
- Getränkepulvern
- Salat- und Gewürzsoßen
- Cerealien
- Süßigkeiten
- Snacks
- Desserts
- Diätprodukten
- Joghurts

- Wurst

- in fast allen Fertiggerichten

- und auch in Kindermedizin

Aspartam (E 951) enthält unter anderem Formaldehyd, das als hochgiftig eingestuft wurde. Aspartam ist auch bekannt als NutraSweet und Canderel.
Und so etwas stopfen wir in unsere Münder, die unserer Kinder, Familie, Freunden und Bekannten. Eine Kettenreaktion.

Aspartam (E 951) soll unter anderem verantwortlich sein für:

- Migräne

- Schlaflosigkeit

- Kreislaufprobleme

- Blindheit

- Muskelspasmen

- Angstattacken

- Depressionen

- Gedächtnisverlust

- Arthrose

- asthmatische Reaktionen

- Juckreiz

- Zittern

- chronische Müdigkeit

- Haarausfall

- Impotenz

- soll krebserregend sein

- Diabetes – Blutzuckerspiegel beeinflussen
- Durchblutungsstörungen
- Menstruationsbeschwerden
- Gewichtszunahme
- und an den spätestens 90 Minuten nach einem Essen eintretenden
- erneuten Heißhungerattacken Schuld sein

Aspartam wird ebenfalls in der Schweinezucht eingesetzt, um bei den Tieren Fressattacken auszulösen.

In diesem Zusammenhang verweise ich auf die Webseite des Zusatzstoffmuseums, die unter anderem aktuellste Informationen über Aromastoffe, Enzyme, Farbstoffe, Geschmacksverstärker, Zuckeraustauschstoffe enthält – von Acesulfam bis Zuckerglyceride sowie die Webseite von Foodwatch. Die entsprechenden Links finden Sie im Anhang.

In Amerika stand Aspartam sogar auf einer CIA-Liste als potenzielles Mittel zur biochemischen Kriegsführung (Quelle: Wikipedia).

Aspartam ist in Deutschland seit dem 13. Juni 1990 gemäß der Zusatzstoff-Zulassungsverordnung zugelassen. Der Trick der Lebensmittelindustrie: sie bleibt unter den festgelegten Mengen der erlaubten Zusatzstoffe.

So einfach geht das.

Ein gewichtiger Grund mehr, sich bewusst mit frischen Lebensmitteln zu ernähren.

Warum soll man eigentlich keinen Kaugummi kauen, wenn man abnehmen möchte?

Kaugummi sorgt für einen angenehmen Geschmack im Mund. So viel steht schon mal fest. Diesem kleinen Gummiding werden auch noch weitere gute Eigenschaften zugesprochen. Er soll auch für eine gesündere Mundflora, gesündere Zähne (Kaugummi ohne Zucker), für eine bessere Konzentration sorgen, die Nackenmuskeln entspannen und Stress abbauen.

Allerdings sorgt Kaugummikauen für einen vermehrten Speichelfluss, der dem Hirn suggeriert: Jetzt gibt´s Nahrung. Hirn sagt zum Magen, da kommt Essen. Der Magen protestiert, weil ja gar kein Essen ankommt und gibt an das Hirn das Signal "Füttere mich". Und schon ist der "kleine Hunger zwischendurch" da. Und dann wird der Appetit größer und größer….

Laut Kaugummi-Verband.de (den gibt es wirklich – mittlerweile zu erreichen über die Webseite des BDSI Bundesverband der Deutschen Süßwarenindustrie e.V.) sind folgende "erlaubte" Zutaten in Kaugummis enthalten:

1. Kaugummibasis (natürlich auch enthalten: Zusatzstoffe!)

2. Natürliche und naturidentische "Aromastoffe", wie zum Beispiel Pfefferminz oder Frucht- und Gewürzextrakte

3. Zucker / Maissirup bzw. Süß- und Zuckeraustauschstoffe

4. Weichmacher "aus pflanzlichen Ölen" – 100 % Natur (oder doch nur naturidentisch?)

Hört sich im ersten Moment doch gar nicht so schlecht oder unbedenklich an. Oder? Viele dieser Inhaltsstoffe sind aber bedenklich, und zwar in der Zusammensetzung und der Herstellung. Vor allen Dingen ist in Kaugummi auch Aspartam mit all seinen Nebenwirkungen enthalten.

Für Ihren guten Atem:

Kaugummi wird hauptsächlich gekaut, weil man einen guten Atem haben möchte. Es gibt 100 % natürlich Alternativen:

1. Ein Blatt frische Minze kauen oder lutschen.

2. 1 Tropfen 100 % natürliches Pfefferminzöl gibt ebenfalls einen guten Atem. Allerdings ist das Öl sehr intensiv und wird von manchen Menschen im Mund, Speiseröhre oder Magen als unangenehm beschrieben.

3. Fenchelkraut in Pulverform (bekommt man in gut sortierten Supermärkten, Bioläden und Apotheken). Weniger als eine Messerspitze genügt, um einen lang anhaltend frischen Atem zu haben. Und es schmeckt auch noch gut (sogar mir, obwohl ich überhaupt keinen Fenchel mag).

die 100 % natürliche Alternative zu Zucker und Zuckeraustauschstoffen

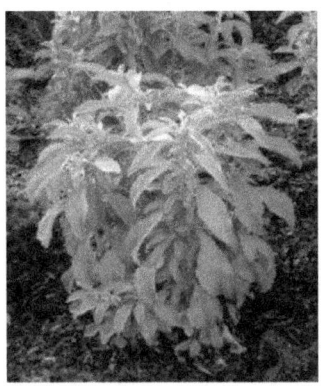

Stevia ist eine Pflanze aus Südamerika, die eine 300- bzw. 450fach höhere Süßkraft als eine 0,4-prozentige Saccharoselösung hat und dazu noch absolut kalorienfrei ist. Anfangs schmeckte Stevia etwas bitter und war durch den Nachgeschmack sehr gewöhnungsbedürftig. 1 g Stevia = ca. 300 g Zucker ist 250-300 x süßer als Saccharose. Daher ist es auch nicht verwunderlich, dass von der Zucker- und Zuckeraustauschstoff-Industrie in Europa anscheinend enorme Anstrengungen unternommen werden, um diesen 100 % natürliche Süßungsmittel in Misskredit zu bringen.

Mittlerweile gibt es mehrere Stevia-Produkte, wie Steusüße, Tabs, flüssige Tafelsüße, Extrakt und Granulat, die den Geschmack angenehm machen. Stevia ist auch perfekt für Diabetiker geeignet. Und Stevia sorgt für eine enorme Kalorienersparnis, wenn wir mal Appetit auf was Süßes haben.
Nach wie vor ist Stevia –wie alles- eine Geschmackssache. Schaut man sich die Bewertungen bei Amazon an, lauten diese von "nicht optimal/eklig" bis "eine der besten Alternativen". Es bleibt uns also nichts anderes übrig, als selbst

zu probieren, um uns eine eigene Meinung bilden zu können.

Achten Sie beim Kauf auf den Hinweis "ohne Nachgeschmack" oder "ohne bitteren Geschmack".

Stevia-Produkte findet man in Reformhäusern, Drogeriemärkten, in gut sortierten Supermärkten und Onlineshops.

Salz: Himalaya-Salz

Normales Speisesalz ist chemisch gereinigt und auf die Verbindung von Natriumchlorid reduziert. Mineralien und Spurenelemente werden als Verunreinigungen entfernt.

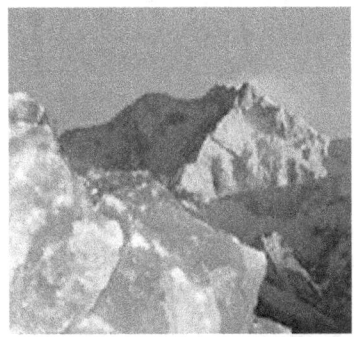

Ebenso können, je nach Art des Speisesalzes, für die Zufuhr von Spurenelementen, verschiedene Zusatzstoffe verwendet worden sein.
Dagegen ist Himalajasalz unbehandelt und enthält bei guter Qualität Natriumchlorid, Magnesium, Kalzium, Sulfat und 0,1 mg Jod auf 1 Kilogramm sowie Zink und Kalium.

Himalayasalz hat unter anderem die folgenden Vorteile:

1. es reguliert den Wasseranteil im Körper (weniger Wassereinlagerungen

2. es fördert eine stabile ph-Balance in den Körperzellen

3. stärkt den Blutzucker-Ausgleich

4. es reduziert die allgemeinen Zeichen von Alterung

5. es fördert besseren Schlaf

6. es sorgt für eine bessere Libido

Himalajasalz gibt es als Brocken, Granulat oder Feinstreu in Bioläden, ebenso wie in gut sortierten Supermärkten. Ein 200-g-Beutel Feinstreu sollte nicht mehr als 3 € kosten.

Es ist unglaublich, wie sich der Geschmack der Speisen durch das Himalayasalz verändert. Das Essen ist geschmackvoller, es ist magenschonender und leichter verdaubar.

Tipp:

3-4 Brocken Himalayasalz in 1 Liter Wasser einlegen und warten, bis sie sich aufgelöst haben (sollten sich die Brocken nach einiger Zeit nicht mehr auflösen, ist das Wasser bereits gesättigt). Das Salzwasser eignet sich hervorragend für konzentrierte Waschungen bei Hautproblemen und tut auch der Haut generell bei einem Bad gut.

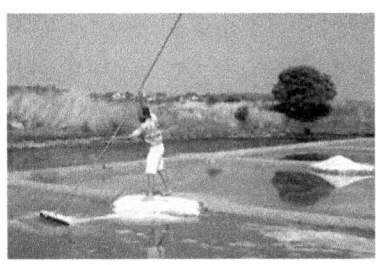

Dieses Salz wird als "Königin des Salzes" bezeichnet, weil die ganze Gewinnung nur von Hand erfolgt. Es ist daher teurer - ein Glas mit 125 g kostet um die 6 €. Aber es lohnt sich!
Fleur de Sel hat einen besonders hohen Anteil an Magnesium - es schmeckt dadurch noch erheblich milder als Himalayasalz.
Kurz vor dem Servieren noch zusätzlich ein paar Körnchen Fleur de Sel über das Essen zu geben – gerade so viel, wie man mit 2 Fingern bequem greifen kann – und der Geschmack wird noch milder und noch runder.
Tipp: Auf eine Scheibe Knäckebrot etwas Butter und ein paar Körnchen Fleur de Sel geben. Das schmeckt um vieles besser als alle Knabbereien.

Kräuter und Gewürze

geben dem Essen den Feinschliff. Sie tun dem Körper gut und haben positive Wirkung auf unsere Gesundheit.
Viele Kräuter und Gewürze haben eine viel höhere Anzahl an Antioxidantien als Obst und Gemüse. Antioxidantien sind Radikalfänger, die gezielt die Oxidation anderer Substanzen verhindern und somit unsere Zellen, so weit wie möglich, vor dem Altern schützen. Unter anderem sollen freie Radikale nicht nur für das Altern, sondern auch für die Entstehung einer Reihe von Krankheiten verantwortlich sein.

Vor allen Dingen ist das Thema Radikalfänger/Antioxidantien in der Kosmetik ein Hauptthema. Mit Antioxidantien werden mittlerweile Milliardenumsätze gemacht. Jeder will doch jünger aussehen. Hier wird in erster Linie als Inhaltsstoff Traubenkernmehl genannt.

Die TOP Lebensmittel der Natur mit einem hohen Antioxidantienwert sind:

- ✓ Granatapfel
- ✓ Heidelbeere
- ✓ Aronia-Beere (Apfelbeeren)
- ✓ Acai-Beere
- ✓ Hagebutte
- ✓ Gewürznelken
- ✓ Kurkuma
- ✓ Zimt
- ✓ fast alle Nusssorten
- ✓ dunkle Schokolade
- ✓ grüner Tee

Und hier sind die TOP-Fatburner

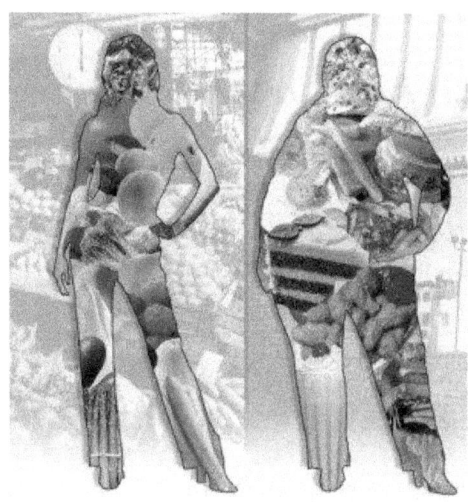

Greifen Sie –wann immer möglich- auf Bioqualitäten zurück.

Die Fatburner sind nach Kategorien und Alphabet, nach Eiweiß, nach Fett und nach Kohlenhydraten aufgeführt.
Hinweis: KH bedeutet Kohlenhydrate (verwertbar). Die Nährwertangaben können generell je nach Sorte, Anbaugebiet und Ernte- sowie Lagerzeit variieren.
Es ist ratsam jeden Apfel, Birne & Co. zu schälen, weil die gespritzten Pestizide durch die Schale dringen. Ausnahme: Bio-Obst.
Die Zusätze zu den Werten sind nur Anhaltspunkte über die gesamte Wirksamkeit der Lebensmittel.
Über die Wirkung auf oder gegen diverse Krankheiten sind Wissenschaftler geteilter Meinung und es liegen in den meisten Fällen auch keine oder nur wenige Studien oder gesicherte Nachweise vor. Eine abwechslungsreiche Ernährung mit Gemüse, Obst, Fleisch und Fisch kann Krankheiten vorbeugen, verbessern und auch ausmerzen.

Jeweils je 100 Gramm. Abkürzungen: Kal = Kalorien, Eiw = Eiweiß, Fett = Fett, KH = verwertbare Kohlenhydrate

Obst – nach Alphabet

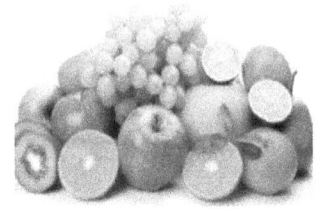

Ananas
55 Kal / 0,4 Eiw / 0,2 Fett / 12,4 KH

Ananas enthält sehr viel Vitamin C, Mineralstoffe und Enzyme sowie Magnesium (ein Vitamin, das für eine gesunde Haut und gesunde Knochen sorgt), hat entzündungshemmende Eigenschaften, kann Schmerzen (insbesondere Kopfschmerzen) reduzieren, ist ein wahrer Immunbooster. Der hohe Ballaststoffanteil sorgt für eine gute Verdauung und **der Fruchtzucker stillt den Heißhunger auf Süß.** Eine neue Züchtung "extra sweet" enthält natürlich auch mehr Fruchtzucker und damit mehr Kalorien.
Ananaslimonade: Einfach die Schale einer Ananas 5-10 Minuten in 1 Liter kochendem Wasser auskochen. Zwischen den Mahlzeiten trinken.

Apfel
54 Kal / 0,3 Eiw / 0,6 Fett / 11,4 KH

Aprikosen
43 Kal / 1,0 Eiw / 0,1 Fett / 8,5 KH
Aprikosen sind reich an Ballaststoffen und Vitaminen, helfen bei Blutarmut, Asthma, schlechter Haut, Sehstärkeproblemen, senkt Fieber und soll diversen Krebsarten vorbeugen. Des Weiteren enthalten getrocknete Aprikosen sehr viel Eisen (für Frauen ganz besonders wichtig).

Banane
94 Kal / 1,1 Eiw / 0,2 Fett / 21,4 KH

Die Banane ist eine Zauberfrucht – gesundheitlich und wenn es um das Thema abnehmen geht. Bananen sind ballaststoffreich, weshalb sie für einen gesunden Darm sind und schnell satt machen. Enthalten ist neben Vitamin C die Folsäure, viel Kalium, Phosphor, Eisen, Mangan, Kupfer und einen hohen Anteil an Magnesium (alle Magnesiumpillen und Brausetabletten sind überflüssig!). Damit ist sie die Topfrucht für Frauen, die oft an Wadenkrämpfen leiden. Einfach eine Banane essen, und in wenigen Minuten sind die Krämpfe vorbei. Da man nicht immer gerade eine Banane griffbereit hat, einfach ein paar klein schneiden und einfrieren – sie tauen schnell auf oder
man stellt sie für ca. 5 Sekunden in die Mikrowelle. Die tiefgefrorenen Früchte eignen sich hervorragend für ein Eis oder einen Shake.
Eine vollreife Banane mit dunklen Flecken auf der Schale produziert eine Substanz TNF (Tumor Necrosis Factor), die die Möglichkeit hat, kranke Zellen zu bekämpfen. Je dunkler die Flecken, je größer die Immunwirkung.

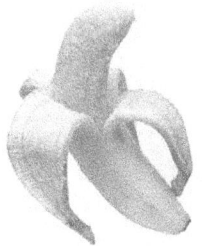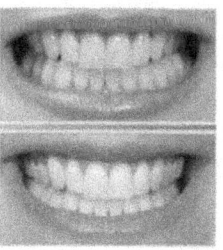

Eine kürzlich vorgenommene Studie hat ergeben, dass nur 2 Bananen Sie mit genug Energie versorgen für ein intensives 90-minütiges Workout oder eine 40-minütige Sexsession.
Und Sie können mit der Banane auch Ihre Zähne weißer machen: Nehmen Sie ein Stück der Innenseite der Schale und reiben sie vorsichtig für 2 Minuten über Ihre Zähne.

Mit etwas Geduld weißen die in der Schale enthaltenen Mineralien die Zähne. Eine chemische Behandlung wir damit überflüssig.

Birnen
55 Kal / 0,5 Eiw / 0,3 Fett / 12,4 KH

Blaubeeren
37 Kal / 0,7 Eiw / 0,6 Fett / 6,1 KH

Blaubeeren (regional auch Heidelbeeren genannt) stehen hier stellvertretend für alle anderen Beerensorten.
Die Beerensaison (hiesige Produkte) dauert von Mai bis Ende September. Manche Beerensorten sind nicht gerade preiswert, deshalb sind Tiefkühlbeeren eine perfekte, gute und preiswertere Alternative. Die Früchte sind reif, wenn sie eingefroren werden (bei einem normalen Transport zum Supermarkt an der Ecke wären sie wohl eher reif für den Abfall).

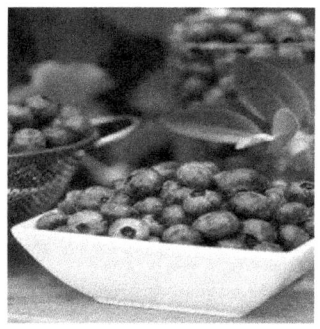

Sie sind extrem gesund und schmecken. Sie verbessern durch den Zellschutz das Gedächtnis, sie sind entzündungshemmend, wirken gegen Fieber und sollen die Sehkraft positiv beeinflussen, senkt Bluthochdruck, wirkt durch die antibakterielle Eigenschaft bei Magen- und Darmproblemen und sollen angeblich bei Diabetes erhebliche Verbesserungen erzielen. Jeden Tag eine Handvoll Beeren ist für den ganzen Körper zuträglich. Blaubeeren zählen aufgrund ihrer Werte (wenig Kalorien, wenig Fett) mit zu den Top-Fatburnern.

Brombeere
44 Kal / 1,2 Eiw / 1,0 Fett / 6,2 KH

Brombeeren sind aufgrund des Gerbstoffgehalts entzündungshemmend (Mund- und Rachen) und werden als Mittel gegen Durchfall angewendet.
Äußerlich: Waschungen bei chronischen Hauterkrankungen.
Brombeeren finden, frisch oder tiefgefroren, als Frucht und getrocknet als Tee Anwendung.

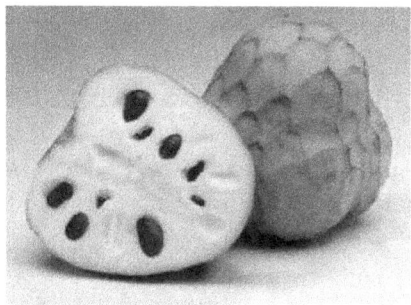

Cherimoya
63 Kal / 1,5 Eiw / 0,3 Fett / 13,6 KH

Die Frucht enthält einen hohen Phosphor, Kalzium und - Eisenanteil und ist praktisch fettfrei.
Die Cherimoya stammt ursprünglich aus Südamerika und wird mittlerweile auf Madeira, in Israel, Teilen von Spanien und Italien angebaut, sie wird roh als Frucht verzehrt oder kann auch als Saft oder Eis zubereitet werden.
Die Kerne sind allerdings giftig und führen beim Essen zu Übelkeit und verschiedenen Vergiftungserscheinungen - daher sind die Früchte von Kindern fernzuhalten.

Birnen
55 Kal / 0,5 Eiw / 0,3 Fett / 12,4 KH

Erdbeeren
32 Kal / 0,8 Eiw / 0,4 Fett / 5,5 KH

Granatapfel
74 Kal / 0,7 Eiw / 0,6 Fett / 16,7 KH

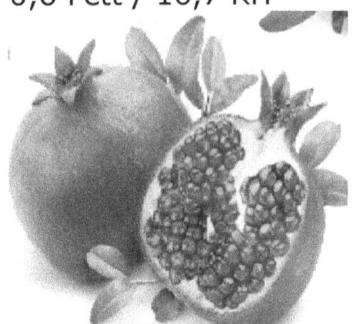

Der Granatapfel ist ein **Immunbooster** und großartiger **Fatburner.** Er enthält hohe Dosen von Vitamin A, C und E, ebenso wie Eisen. Es ist durchaus möglich, dass der Granatapfel die sexuelle Lust aktiviert. Mehr als 200 Studien zeigen, dass der Granatapfel bei Herz-Kreislauf-Erkrankungen, Krebs und Arthritis helfen könnte. In diesem Fall beschränken sich die Studien auf Versuche mit Zellkulturen oder Tiere. Der Granatapfel wirkt antibakteriell, hilft den Blutdruck zu senken und bei Erektionsstörungen.

Weitere Untersuchungen ergaben durch die in der Frucht enthaltenen Polyphenole eine Schutzwirkung vor Brustkrebszellen – Wachstumshemmung bis 80 %. (Wikipedia). Fermentierter Granatapfelsaft ist daher doppelt so wirksam wie frischer Saft. Ebenso soll die Frucht gegen Prostatakrebs, Leukämie und

Depression helfen. Durch die hohe Zahl der Antioxidantien könnte Osteoporose verbessert werden und Alzheimer verlangsamen.

Ich bin sehr vorsichtig, was die Aussagen zu Krebstherapien angeht. Wenn die Frucht vertragen wird, steht einem Versuch eigentlich nichts im Wege, weil es ja ein 100% natürliches Lebensmittel ist.

Wie bei allen Studien wird die teilweise doch sehr unterschiedliche Auswirkung auf Frauen, Männer und Kindern – mit oder ohne Medikamente – krank oder gesund – Alter nicht getestet. Studien können meines Erachtens daher nur als Anhaltspunkte angesehen werden.

Grapefruit
45 Kal / 0,6 Eiw / 0,2 Fett / 7,5 KH

Guave
35 Kal / 0,9 Eiw / 0,5 Fett / 6,0 KH

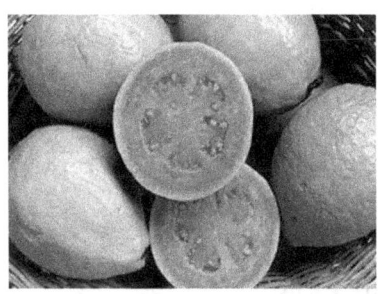

Die Guave hat einen hohen Wasseranteil, außerordentlich viele Ballaststoffe, Pektine, Vitamin A, C + E, (mehr Vitamin C als Orangen) ebenso Folsäure, Kalium und Eisen. Sie soll insbesondere die Leber schützen, gegen Allergien wirken und eine antibiotische Wirkung haben (Blätter). Die Guave wird darüber hinaus als natürliches Abführmittel verwendet. Ganz wichtig ist die Wirkung auf unsere Haut – sie hilft die Haut gesund und frisch aussehen zu lassen und wirkt Falten vor.

Hagebutten
94 Kal / 3,6 Eiw / 0,6 Fett / 16,2 KH

Himbeere
33 Kal / 1,3 Eiw / 0,3 Fett / 4,8 KH

Holunderbeere
54 Kal / 2,6 Eiw / 1,7 Fett / 6,5 KH

Johannisbeeren
33 Kal / 1,1 Eiw / 0,2 Fett / 4,9 KH

Kaki
72 Kal / 0,6 Eiw / 0,3 Fett / 16,5 KH

Kirschen
63 Kal / 0,9 Eiw / 0,3 Fett / 13,3 KH

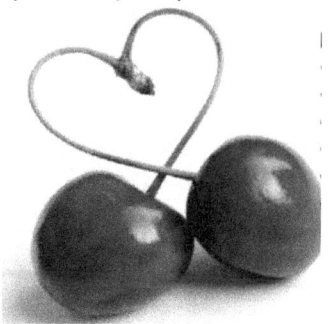

Kirschen enthalten Kalium, Phosphor, Eisen, Vitamine, Folsäure und Betacarotin. Sie werden als vorbeugend gegen
Herz-Kreislauf-Erkrankungen und Krebs empfohlen. Sie
sind reich an Antioxidantien, helfen vorbeugend bei Arthritis und Gicht, sind entzündungshemmend, helfen bei Migräne und sind Schlaf fördernd, sind gut für das Gedächtnis
(beugen Alzheimer vor), senken den Cholesterinspiegel,
verlangsamen den Alterungsprozess und sind gut für die
Libido.
Sie sind praktisch fettfrei, haben allerdings recht wenig Eiweiß, dafür leider mehr Kohlenhydrate.
Kirschen gibt es natürlich frisch gepflückt – allerdings waren sie dieses Jahr recht teuer. Kirschen in Gläsern sind
nicht ratsam, weil zu viel Zucker oder Zuckeraustauschstoffe zugegeben wird. Tiefkühlkirschen sind sehr gut (bitte darauf achten, dass sie nicht gezuckert sind, so wie sie ein
großer Discounter anbietet!). Tiefgefrorene Kirschen werden reif geerntet und schon kurz danach in den Froster ge-
geben - daher enthalten sie alle Inhaltsstoffe in hoch
dosierter Form.

Kiwi
50 Kal / 0,9 Eiw / 0,6 Fett / 9,1 KH

Limonen
39 Kal / 0,5 Eiw / 2,4 Fett / 1,9 KH

Mandarinen
46 Kal / 0,6 Eiw / 0,3 Fett / 10,2 KH

Mango
59 Kal / 0,5 Eiw / 0,5 Fett / 12,8 KH

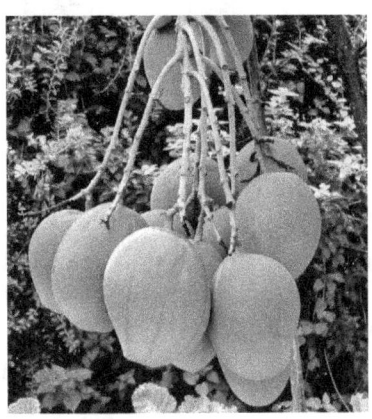

Mangos sind reich an Vitamin A (mit verantwortlich für unsere Sehstärke), regt durch das enthaltene Vitamin E die Lust auf Sex an und reguliert unsere Sexhormone. Mango fördern das Gedächtnis und die Konzentration. Vitamin C, Pektin und Ballaststoffe helfen das Cholesterinlevel zu senken – insbesondere das LDL. Die enthaltenen Polyphenole sollen auch hier gegen Brust-, Darm- und Prostatakrebs und Leukämie vorbeugen.

Melonen grün
25 Kal / 1,0 Eiw / 0,0 Fett / 5,3 KH

Nektarinen
53 Kal / 0,9 Eiw / 0,0 Fett / 12,4 KH

Orangen
42 Kal / 1,0 Eiw / 0,2 Fett / 8,3 KH

Papaya
13 Kal / 0,6 Eiw / 0,1 Fett / 2,4 KH

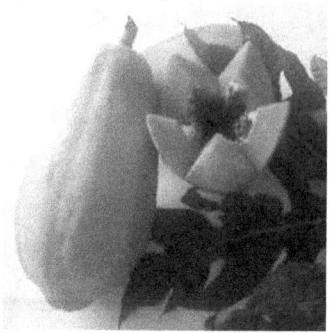

In der chinesischen Medizin gilt die Papaya als Leberent-
gifter. Es wird angenommen, dass ein Teelöffel voll
Papayakerne die Leber reinigt, antibakteriell gegen Salmo-
nellen und Staphylokokken wirken.
Papayasamen schützen die Nieren und eliminieren Darmpa-
rasiten.
Die Papaya kann unreif als Gemüse und reif als Frucht gegessen werden. Die Frucht sollte beim Kauf gelbliche Strei-
fen oder Flecken haben, dann reift sie auch noch
vollständig nach.
Frische Papaya hilft bei Magen-Darm-Beschwerden, Ver-
stopfung, Hautproblemen Bluthochdruck, Arterienverkalkung und Depressionen, sie gilt als ein
Superschlankmacher.

Pfirsich
43 Kal / 0,7 Eiw / 0,1 Fett / 9,4 KH

Pflaumen
49 Kal / 0,6 Eiw / 0,2 Fett / 10,0 KH

Preiselbeeren (roh)
35 Kal / 0,3 Eiw / 0,5 Fett / 6,2 KH

Wassermelonen
37 Kal / 0,6 Eiw / 0,2 Fett / 8,3 KH

Weintrauben
68 Kal / 0,7 Eiw / 0,3 Fett / 15,2 KH

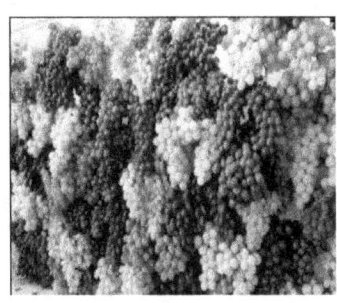

Weintrauben enthalten Vitamine der Gruppe A, B1, B2, B6 und C. Sie aktivieren den Stoffwechsel und sind hervorragend für die Gewichtsabnahme geeignet. Sie schützen das Herz, sollen Schlaganfällen vorbeugen, die Gedächtnisleistung erhöhen, vor Hautkrebs und vor Radioaktivität schützen, reduzieren das Risiko von Arterienverkalkung und senken den Cholesterinspiegel. Weintrauben schalten ihre Langlebigkeitsgene an, helfen bei Entzündungen, unterstützen die Heilung von Muskelverletzungen, sind gegen Müdigkeit, reduzieren Akne und helfen bei Asthma. Und sie gelten als DIE Lieferanten von Antioxidantien.

Zitronen
36 Kal / 0,7 Eiw / 0,6 Fett / 3,2 KH

Gemüse – nach Alphabet

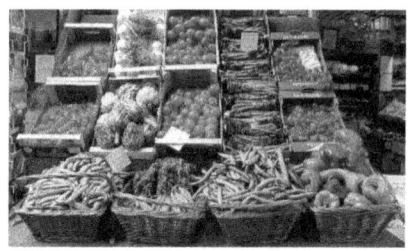

Auberginen
17 Kal / 1,2 Eiw / 0,2 Fett /2,5 KH

Auberginen haben einen Wasseranteil von fast 93 %, so gut wie kein Fett und Kohlenhydrate. Es mag nicht unbedingt das Lieblingsgemüse sein, aber so zwischendurch mal hat man einen gesunden Sattmacher. Bei kochbar.de gibt es mittlerweile mehr als 1700 Auberginen-Rezepte. Da ist für jeden etwas dabei. Allerdings sollten Auberginen nicht roh gegessen werden, da sie durch die enthaltenen Bitterstoffe Magen- und Darmbeschwerden machen können. Sie wird oftmals gegen Krämpfe, Epilepsie, Magenkrebs eingesetzt. Auberginen liefern reichlich Kalium, wirken entwässernd und fördern die Verdauung. Enthalten sind unter anderem Folsäure, Vitamin A, B und C, Kupfer, Phosphor und Magnesium.

Avocados
221 Kal / 1,9 Eiw / 23,5 Fett / 0,4 KH

Die Avocado ist ein Gemüse und eine Frucht. Sie haben zwar hohe Werte bei den Kalorien und Fett, zählen aber zu den gesündesten und hilfreichsten Frucht- und Gemüseart. Die Avocado beschützt durch das enthaltene Lutein die Augen, sorgt für ein gesundes Herz, beugt Schlaganfällen vor. Sie verfügt über mehr Ballaststoffe, als eine andere Frucht, reguliert den Blutzuckerspiegel, ist ein Antioxidant-Booster, hält das Nervensystem gesund und kurbelt die Collagenproduktion an (weniger Falten). Die Avocado hat 35 % mehr Kalium als Bananen.

Bambussprossen
17 Kal / 2,5 Eiw / 1,3 Fett / 1,0 KH

Blumenkohl
22 Kal / 2,4 Eiw / 0,3 Fett / 2,3KH

Brokkoli
26 Kal / 3,3 Eiw / 0,2 Fett / 2,5 KH

Chinakohl
12 Kal / 1,2 Eiw / 0,3 Fett / 1,2 KH

Erbsen
70 Kal / 5,8 Eiw / 0,5 Fett / 10,6 KH

Feldsalat
14 Kal / 1,8 Eiw / 0,4 Fett / 0,7 KH

Fenchel
24 Kal / 2,4 Eiw / 0,3 Fett / 2,8 KH

Grünkohl
37 Kal / 4,3 Eiw / 0,9 Fett / 2,5 KH

Gurke
12 Kal / 0,6 Eiw / 0,2 Fett / 1,8 KH

Ingwer
61 Kal / 2,5 Eiw / 0,8 Fett / 11,0 KH

Kartoffel
70 Kal / 2,0 Eiw / 0,1 Fett / 14,8 KH

Knoblauch
139 Kal / 6,1 Eiw / 0,1 Fett / 28,4 KH

Kohlrabi
24 Kal / 2,0 Eiw / 0,1 Fett / 3,7 KH

Kürbis
26 Kal / 1,0 Eiw / 0,1 Fett / 5,0 KH

Mangold
14 Kal / 2,1 Eiw / 0,3 Fett / 0,7 KH

Möhren
25 Kal / 1,1 Eiw / 0,2 Fett / 4,8 KH

Paprika
20 Kal / 1,2 Eiw / 0,3 Fett / 2,9 KH

Radieschen
14 Kal / 1,1 Eiw / 0,1 Fett / 2,0 KH

Rhabarber
13 Kal / 0,6 Eiw / 0,1 Fett / 1,4 KH

Rosenkohl
36 Kal / 4,5 Eiw / 0,3 Fett / 3,3 KH

Rote Bete
41 Kal / 1,5 Eiw / 0,1 Fett / 8,4 KH

Sellerie
19 Kal / 1,5 Eiw / 0,3 Fett / 2,4 KH

Sojasprossen
52 Kal / 5,3 Eiw / 1,2 Fett / 4,7 KH

Spargel
18 Kal / 1,9 Eiw / 0,2 Fett / 2,2 KH

Spinat
15 Kal / 2,5 Eiw / 0,3 Fett / 0,6 KH

Staudensellerie
15 Kal / 1,2 Eiw / 0,2 Fett / 2,2 KH

Tomaten
17 Kal / 1,0 Eiw / 0,2 Fett / 2,6 KH

Weißkohl
24 Kal / 1,3 Eiw / 0,2 Fett / 4,2 KH

Wirsing
25 Kal / 3,0 Eiw / 0,4 Fett / 2,4 KH

Zucchinis
19 Kal / 1,6 Eiw / 0,4 Fett / 2,2 KH

Zwiebeln
28 Kal / 1,3 Eiw / 0,3 Fett / 4,9 KH

Die Zucchini kann mit Lutein (gut für die Augen), Vitamin C, Phosphor und Magnesium punkten sie hat entzündungshemmende Eigenschaften und kann Asthma-Anfälle, das Risiko von Darmkrebs und Multipler Sklerose reduzieren. In der Schale, die man mitessen kann, sind Antioxidantien enthalten, die vor oxidativem Stress schützen. Sie hat einen hohen Wasseranteil von 95 % und ist daher ein Sattmacher mit extrem wenig Kalorien, Fett und Kohlenhydraten. Perfekt schmeckt Zucchini auch roh als Salat.

Eier
156 Kal / 12,8 Eiw / 11,3 Fett / 0,7 KH

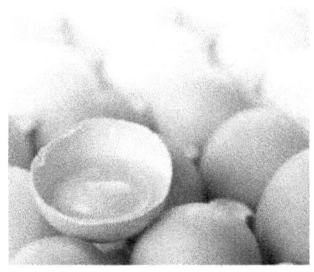

Getreide – nach Alphabet

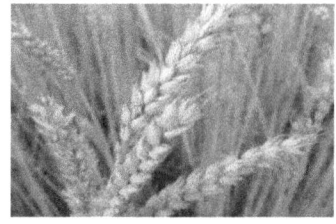

Stellvertretend für alle anderen Getreidesorten:

Amaranth
370 Kal / 15,8 Eiw / 8,8 Fett / 56,8 KH

Dinkel (Korn)
324 Kal / 11,6 Eiw / 2,7 Fett / 63,2 KH

Haferflocken
352 Kal / 13,5 Eiw / 7,0 Fett / 58,7 KH

Quinoa
338 Kal / 14,8 Eiw / 5,0 Fett / 58,5 KH

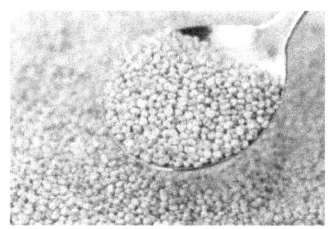

Quinoa stammt aus Südamerika, wo es seit 6000 Jahren ein Hauptnahrungsmittel ist. Es ist zu Unrecht hierzulande relativ unbekannt. Es ist ein komplettes Protein und enthält alle Aminosäuren, die auch in rotem Fleisch zu finden sind! Es ist glutenfrei und enthält meist doppelt so viel Ballaststoffe, wie alle anderen Getreidesorten. Quinoa hat einen hohen Anteil an Riboflavin (B12), das den Stoffwechsel anheizt und Energie liefert – leider auch viele

Kalorien, Kohlenhydrate, aber auch Eiweiß. Genutzt wird Quinoa als Getreide- aber auch als Reisersatz (gleiche Kochweise: zusammen mit Wasser in einen Topf geben, aufkochen und dann 15 Minuten mit Deckel köcheln, Herd ausstellen, den Topf noch 5 Minuten auf der Platte stehen lassen.) Kann kalt und warm gegessen werden.

Geflügel – nach Alphabet

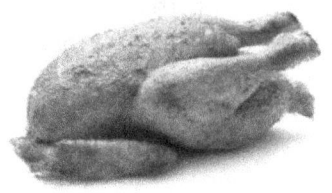

Ente
227 Kal / 18,1 Eiw / 17,2 Fett / 0,0 KH

Huhn (mit Haut)
166 Kal / 19,9 Eiw / 9,6 Fett / 0,0 KH

Hühnerbrust (mit Haut)
145 Kal / 22,2 Eiw / 6,2 Fett / 0,0 KH

Putenbrust (ohne Haut)
105 Kal / 24,1 Eiw / 1,0 Fett / 0,0 KH

Putenkeule (ohne Haut)
114 Kal / 20,5 Eiw / 3,6 Fett / 0,0 KH

Geflügel ist ein Top-Eiweißlieferant.
Es hat wenig Kalorien, kaum nachweisbare Kohlenhydrate, dafür leider recht viel Fett in der Haut – also perfekt für den Protein-Stoffwechseltyp. Natürlich variieren die Inhaltstoffe bei der Vielzahl der Geflügelarten.
Im Wesentlichen enthält Geflügel Vitamine der B-Gruppe, Vitamin C, Niacin, Mineralstoffe Magnesium, Eisen, Phosphor, Kalzium, Kalium und Natrium.

Fleisch - nach Alphabet

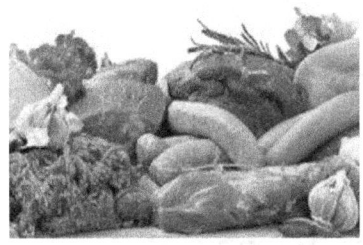

Corned Beef (deutsch)
141 Kal / 21,7 Eiw / 6,0 Fett / 0,0 KH

Kalb-Filet
95 Kal / 20,6 Eiw / 1,4 Fett / 0,0 KH

Kalb-Leber
130 Kal / 19,2 Eiw / 4,1 Fett / 4,0 KH

Kalbfleisch (Keule)
97 Kal / 20,7 Eiw / 1,6 Fett / 0,0 KH

Kalbfleisch (Schnitzel)
99 Kal / 20,7 Eiw / 1,8 Fett / 0,0 KH

Lamm–Muskelfleisch ohne Fett
117 Kal / 20,8 Eiw / 3,7 Fett / 0,0 KH

Rind-Filet
121 Kal / 21,2 Eiw / 4,0 Fett / 0,0 KH

Rind Hackfleisch
216 Kal / 22,5 Eiw / 14,0 Fett / 0,0 KH

Rind Steak, mittelfett
146 Kal / 22,0 Eiw / 6,4 Fett / 0,0 KH

Rinderleber
121Kal / 20,3 Eiw / 2,1Fett / 5,3 KH

Roastbeef
130 Kal / 22,4 Eiw / 4,5 Fett / 0,0 KH

Schwein Eisbein
186 Kal / 19,9 Eiw / 12,2 Fett / 0,0 KH

Schwein Filet
104 Kal / 21,5 Eiw / 2,0 Fett / 0,0 KH

Schwein Kotelett (unpaniert)
150 Kal / 20,3 Eiw / 5,2 Fett / 0,0 KH

Schwein Schnitzel
106 Kal / 22,2 Eiw / 1,9 Fett / 0,0 KH

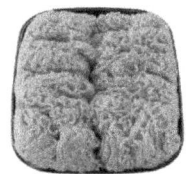

Hätten Sie gedacht, dass Rindergehacktes so viel Fett enthält?

Also sollte man sich als Protein- und Kohlenhydrat-Stoffwechseltyp die Bolognaise-Sauce nur ab und zu gönnen – ebenso das Eisbein bzw. die Haxe.
Es ist umstritten, ob und wie viel tierisches Eiweiß für den menschlichen Körper gesund ist. Tatsache ist, dass Rindfleisch ein TOP-Eiweißlieferant ist, das lebenswichtige Fettsäuren, Aminosäuren, Vitamine B1, B2, B6 und B12, Mineralstoffe und Spurenelemente liefert.

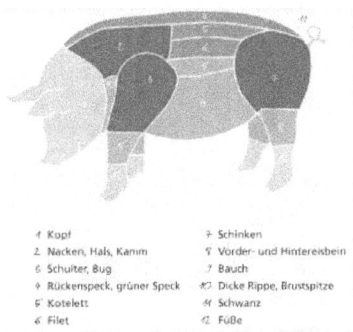

1 Kopf	7 Schinken
2 Nacken, Hals, Kamm	5 Vorder- und Hintereisbein
6 Schulter, Bug	7 Bauch
4 Rückenspeck, grüner Speck	10 Dicke Rippe, Brustspitze
5 Kotelett	11 Schwanz
6 Filet	12 Füße

Schweinefleisch ist nicht nur fett – Filet, das Nussstück oder Schnitzel haben gerade mal 2 Gramm Fett auf 100 g Fleisch. Mit 22,2 Gramm Eiweiß auf 100 g ist es ebenso ein Top-Eiweißlieferant, wie Rindfleisch. Und es sind reichlich Vitamine enthalten, wie zum Beispiel Vitamin B1, B6, Aminosäuren – und einen hohen Gehalt an Eisen und Selen.

Wild – nach Alphabet

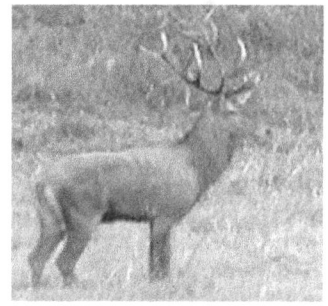

Hase
113 Kal / 21,6 Eiw / 3,0 Fett / 0,0 KH

Hirsch
112 Kal / 20,6 Eiw / 3,3 Fett / 0,0 KH

Reh, Keule
97 Kal / 21,4 Eiw / 1,3 Fett / 0,0 KH

Wassertiere – nach Alphabet

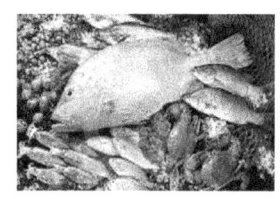

Felchen
100 Kal / 17,8 Eiw / 3,2 Fett / 0,0 KH

Forelle (Bach)
102 Kal / 19,5 Eiw / 2,7 Fett / 0,0 KH

Garnelen
87 Kal / 18,6 Eiw / 1,4 Fett / 0,0 KH

Heilbutt
84 Kal / 16,0 Eiw / 2,0 Fett / 0,0 KH

Hering (Atlantik)
233 Kal / 8,2 Eiw / 4,2 Fett / 0,0 KH

Hummer
81 Kal / 15,9 Eiw / 1,9 Fett / 0,0 KH

Jacobsmuscheln
77 Kal / 11,1 Eiw / 0,9 Fett / 0,0 KH

Kabeljau
76 Kal / 17,7 Eiw / 0,6 Fett / 0,0 KH

Lachs
137 Kal / 13,0 Eiw / 9,0 Fett / 0,0 KH

Lachs (geräuchert)
289 Kal / 28,5 Eiw / 19,4 Fett / 0,0 KH

Makrelen
180 Kal / 18,8 Eiw / 11,6 Fett / 0,0 KH

Miesmuscheln
57 Kal / 9,8 Eiw / 2,0 Fett / 0,0 KH

Red Snapper
104 Kal /20,2 Eiw / 2,6 Fett / 0,0 KH

Schellfisch
41 Kal / 10,0 Eiw / 8,0 Fett / 0,0 KH

Scholle
41 Kal / 10,0 Eiw / 0,0 Fett / 0,0 KH

Seezunge
83 Kal / 17,5 Eiw / 1,4 Fett / 0,0 KH

Shrimps
114 Kal / 5,3 Eiw / 2,9 Fett / 0,0 KH

Steinbeißer
81 Kal / 15,8 Eiw / 2,0 Fett / 0,0 KH

Thunfisch
239 Kal / 22,0 Eiw / 16,0 Fett / 0,0 KH

Tintenfisch
73 Kal / 16,1 Eiw / 0,9 Fett / 0,0 KH

Zander
83 Kal / 19,2 Eiw / 0,7 Fett / 0,0 KH

Es gibt mehr als 31000 Fischarten (natürlich nicht alle essbar). Ebenso unterschiedlich sind natürlich einige Inhaltsstoffe. Die in dieser Liste genannten Wassertiere enthalten alle sehr viel Eiweiß, wenig Fett und keine bzw. kaum nachweisbare Kohlenhydrate. Sie zählen somit ebenfalls zu den Top-Fatburnern. Wassertiere sind ein Hauptlieferant an Omega 3-Fettsäuren, Vitamine A + D sowie verschiedener B-Vitamine, Spurenelemente Magnesium, Eisen, Selen, Kalium und Aminosäuren. Man sagt ihnen entzündungshemmende Wirkung nach – ebenso, dass sie erhöhte Blutfettwerte senken können und Herzrhythmusstörungen vorbeugen. Austern wird auch eine aphrodisierende Wirkung zugesprochen.

Milchprodukte – nach Alphabet

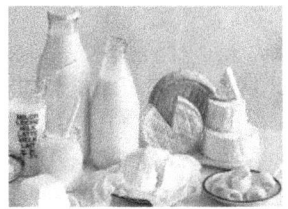

Feta 40 % i. Tr.
218 Kal / 18,4 Eiw / 16,0 Fett / 0 KH

Frischkäse mit Kräutern 20 % i. Tr.
134 Kal / 13,2 Eiw / 7,5 Fett / 3,3 KH

Joghurt Natur 3,5 % Fett
61 Kal / 3,3 Eiw / 3,5 Fett / 4,0 KH

Milch - 1,5 % Fett (Frischmilch)
47 Kal / 3,4 Eiw / 1,5 Fett / 4,9 KH

Milch - 3,5 % Fett (Frischmilch)
64 Kal / 3,3 Eiw / 3,5 Fett / 4,8 KH

Joghurt und Milch stehen hier als Basisprodukte für die enorme Zahl an Milchprodukten.

Hier ein besonderer Hinweis und Warnung!

Am 30.07.2012 wurde auf NDR-Fernsehen eine wirklich alarmierende und schockierende Sendung "Die Milchlüge" ausgestrahlt, in der gesagt wird, dass Milchprodukte, neben Laktoseintoleranz, unter anderem im Verdacht stehen Auslöser für Asthma, Hauterkrankungen, Allergien, Diabetes und sogar Krebs zu sein und in zunehmendem Alter sogar Osteoporose auszulösen.
Sie finden im Anhang einen Link zu der Videoaufzeichnung (44 Minuten lang) dieser Sendung auf YouTube.

Was –zum Teufel- geben wir unseren Kindern, damit sie gesund wachsen? Was essen und trinken wir, wenn wir glauben, uns gesund zu ernähren?

Sollte Ihnen jetzt der Appetit auf Milchprodukte vergangen sein, finden Sie in der Rubrik 'Tipps' Rezepte für Nussmilch (nur mit Nüssen und Wasser) und Nussbutter.

Pilze – nach Alphabet

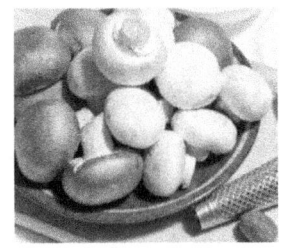

Butterpilz
12 Kal / 1,7 Eiw / 0,4 Fett / 0,3 KH

Champignons
22 Kal / 4,1 Eiw / 0,3 Fett / 0,6 KH

Champignons i. D.
20 Kal / 3,4 Eiw / 0,5 Fett / 0,5 KH

Pfifferling
15 Kal / 2,4 Eiw / 0,5 Fett / 0,2 KH

Steinpilz
27 Kal / 5,4 Eiw / 0,4 Fett / 0,54 KH

Für die Vielzahl der essbaren Pilzarten sind hier die bekanntesten genannt.
Der Champignon ist unter anderem der Lieferant für Biotin, Calcium, Eisen, Eiweiß, Kalium, Phosphor und die Vitamine B, C, D, E und K.
Pilze eignen sich hervorragend zum Abnehmen – sie haben wenig Kalorien, fast überhaupt kein Fett und Kohlenhydrate. So gibt es natürlich auch unzählige Möglichkeiten den Champignon zuzubereiten – roh und gebraten. Lecker.

Sprossen, Nüsse & Samen
nach Alphabet

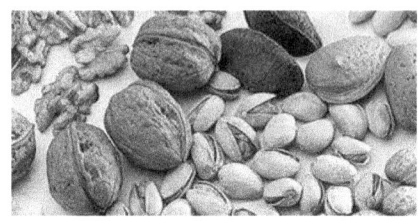

Bohnensprossen (frisch)
34 Kal / 4,5 Eiw / 0,7 Fett / 2,0 KH

Erdnüsse (roh)
570 Kal / 26,0 Eiw / 48,1 Fett / 2,3 KH

Kastanie (Maronen)
196 Kal / 3,4 Eiw / 1,9 Fett / 41,2 KH

Kokosnuss-Milch
9 Kal / 0,3 Eiw / 0,2 Fett / 1,4 KH

Kürbiskerne
560 Kal / 24,4 Eiw / 45,6 Fett / 14,2 KH

Es gibt eine Große Zahl an Kürbisarten – sie enthälten unter anderem ungesättigte Fett- und Aminosäuren, Vitamine, Spurenelemente wie Zink, Selen, Mangan und Kupfer.
Kürbiskerne sind wassertreibend und wirken entzündungshemmend. An sich sind sie keine nährstofflichen Leichtgewichte, haben aber dadurch auch einen enorm hohen Eiweiß-Anteil. Sie lassen sich bequem naschen und eignen sich hervorragend auch als Salatzutat. Kürbisse können zu Suppe, als Gemüse, gekocht, gebacken (auch als Kuchen) und gebraten werden. Richtige Allround-Talente.

Leinsamen
393 Kal / 28,8 Eiw / 30,9 Fett / 38,6 KH

Mandeln (roh)
577 Kal / 19,0 Eiw / 54,0 Fett / 3,7 KH

Mandeln liefern uns ungesättigte Fettsäuren, Mineralstoffe, wie Magnesium, Calcium, Kupfer, große Mengen Vitamin B1 und B2 und E (Antioxidant). Schon 20 Gramm Mandeln täglich sollen die Fähigkeit besitzen, Diabetes zu verbessern, Cholesterin und Bluthochdruck zu senken und das Risiko einer Herzkrankheit zu halbieren. Der hohe Anteil an Folsäure kommt vor allen Dingen Schwangeren zu Gute (100 g Mandel = 6,25 % des Folsäure-Tagesbedarfs).

Auch Mandeln haben –wie Kürbiskerne- hohe Kalorien- und Fettwerte, dafür aber wenig Kohlenhydrate und mit 19 Gramm sehr viel Eiweiß.

Auf Kochbar.de gibt es fast 1900 Rezepte mit Mandeln – unter anderem als das Hauptbestandteil von Nugat und daher auch für Pralinen.

Pistazien
618 Kal / 20,8 Eiw / 51,6 Fett / 17,5 KH

Sojasprossen
50 Kal / 1,0 Eiw / 1,0 Fett / 4,7 KH

Sonnenblumenkerne
596 Kal / 26,5 Eiw / 49,0 Fett / 12,3 KH

Süßigkeiten

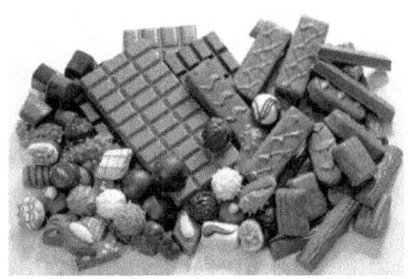

Schokolade 75 %
522 Kal / 8,8 Eiw / 41,4 Fett / 28,5 KH

Die Anzahl an Süßigkeiten ist so groß, dass ganze Bibliotheken damit gefüllt werden können. Hier als Anhaltspunkt die Angabe von 75 %iger Schokolade.
Roher Kakao ist die Basis der Schokoladen, Pralinen und vieler anderer Naschereien. Er hat nicht nur einen hohen Fettanteil von 54 % (Kakaobutter), sondern auch 11,5 % Eiweiß und weitere wertvolle Inhaltsstoffe (geschätzt werden ca. 300 unterschiedliche Substanzen) – unter anderem Magnesium, Gerbstoffe, Serotonin (verantwortlich für gute Laune), Antioxidantien, Polyphenole und Flavonoide. Nicht umsonst wird die Schokolade als 'Glücklichmacher' bezeichnet. Ist im Prinzip leider so, dass die Wirkung nicht lange anhält.
Dunkle Schokolade mit mehr als 70 % Kakaoanteil sorgt für eine bessere Durchblutung des Gehirns und kann den Blutzuckerspiegel senken. Das ist doch wohl eine gute Ausrede, sich ein Stück Schokolade zu gönnen, nicht wahr?

Gewürze nach Alphabet

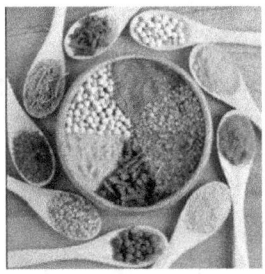

Hinweis:
Insbesondere Kräuter und Gewürze können unter Umständen Wechselwirkungen mit Medikamenten auslösen, wenn sie mehr als üblich verwendet werden. Bitte lesen Sie Beipackzettel Ihrer Medikamente oder informieren Sie sich auf der Webseite von Apotheken-Umschau.de, auf der die Beipackzettel verständlich erklärt sind. Ihr Arzt oder Apotheker gibt Ihnen ebenfalls gerne Auskunft.
Wie wertvoll diese Kräuter für unseren Körper sind, zeigt, dass viele auch als ätherische Öle zur äußerlichen Anwendung und für die Duftlampe Verwendung finden. Alleine der Duft macht die Nase und den Kopf frei und lässt einen besser durchatmen, sie sorgen für Linderung bei vielen Krankheiten und sind stimmungsaufhellend.

Chili
314 Kal / 12,3 Eiw / 17,0 Fett / 55,0 KH

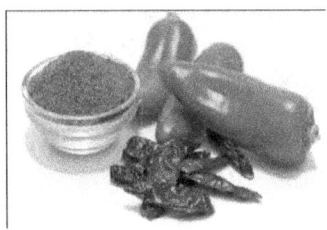

Scharfe Gewürze machen scharf – im wahrsten Sinne des Wortes, denn sie fördern unter anderem die sexuelle Lust. Was für uns viel wichtiger ist: sie sind unglaublich gesund. Sie geben unserem Essen den gewissen Pfiff.

Das enthaltene Capsaicin in Chili, Paprika und Pfeffer (ver-antwortlich für die Schärfe) sind ein **Turbo beim Ankurbeln des Fettstoffwechsels** und können den Blutzuckerspiegel senken. Cayennepfeffer wurde jahrzehntelang gegen Diabetes, Schmerzen und Osteoporose eingesetzt.

Der Schärfegrad der Chilis wird nach der Scoville-Skala eingestuft und diese geht von 0 bis 16 Millionen. Trinken Sie nach dem Genuss von zu scharfem Essen kein Wasser! Milchprodukte "kühlen" Sie wieder runter, weil das Casein (ein Protein in Milchprodukten) die Verbindung zwischen den Schmerzrezeptoren im Mund und dem Capsaicin trennt.
Capsaicin enthält das am meisten natürlich vorkommende Vitamin E, oft genutzt um die Herzkondition zu erhöhen. Studien haben gezeigt, dass eventuell dadurch Herzattacken vorgebeugt werden kann.

Der Schärfegrad nach der Scoville-Skala reicht von/bis:

➢ normale Paprikaschote von 0–10

➢ Jalapeno-Pfeffer bis 4.000

➢ Sambal Olek von 1.000 bis 10.000

➢ Trinidad Scorpion Butch Taylor bis 1.400.000

➢ Pfefferspray (handelsüblich) bis 2.000.000

➢ The Source (schärfste Chilisauce der Welt)

➢ bis 7.100.000 Scoville

➢ reine Capsaicin-Kristalle bis 16.000.000

Viel hilft nicht immer viel! Essen Sie nur so scharf, wie Sie persönlich es vertragen. Zu scharfes Essen kann Ihre Speiseröhre, Magen und Darm reizen und unter Umständen schädigen.

Weitere Gewürze:

Curry
325 Kal / 12,7 Eiw / 13,1 Fett / 58,2 KH

Kurkuma
356 Kal / 7,8 Eiw / 9,9 Fett / 58,2 KH

Paprika
289 Kal / 14,8 Eiw / 12,9 Fett / 55,7 KH

Pfeffer
285 Kal / 10,9 Eiw / 3,3 Fett / 6,0 KH

Sambal Olek
174 Kal / 1,4 Eiw / 1,3 Fett / 6,0 KH

Sambal Olek ist eine Chilipaste (stammt ursprünglich aus Indonesien) - super scharf und super lecker in Suppen, Salaten, zu Fleisch und Fisch.
Das Rezept finden Sie in der Rezepte-Abteilung hier im Buch.

Senf
109 Kal / 6,6 Eiw / 7,3 Fett / 4,3 KH

Tabasco
70 Kal / 2,5 Eiw / 3,4 Fett / 6,5 KH

Zimt
272 Kal / 3,9 Eiw / 3,2 Fett /56,0 KH

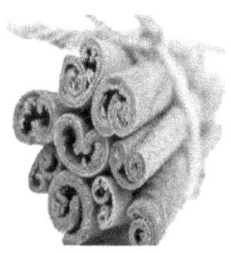

Zimt – das Gewürz, bei dem man am ehesten an Weihnachten und Winter denkt. Dabei hat Zimt so viel mehr zu bieten.

Ein gestrichener Teelöffel Zimt im Kaffee macht ihn zu etwas ganz Besonderem. Wenn Sie dann noch geschlagene Sahne dazu geben und an kalten Wintertagen ein kleines Schlückchen Cognac dazu trinken...- herrlich, wie man dabei entspannen kann.

Schon der Duft von Zimt ist dazu in der Lage das Gedächtnis, die Aufmerksamkeit, das Lernen und die Kreativität zu erhöhen und soll angeblich satt machen. Naja, ich bekomme da eher Appetit.

Zimt hat eine fantastische antivirale Eigenschaft und soll die Formation der Substanzen blocken, die für die Plaquebildung im Hirn bei Alzheimer-Patienten verantwortlich ist. Das Gewürz ist reich an Ballaststoffen, Eisen und Calcium.

Zimt wirkt beruhigend, kann bei der Blutgerinnung hilfreich sein, schmerzhafte Menstruationstage erleichtern, gleicht den weiblichen Hormonhaushalt aus und hilft bei Atemproblemen. Zimt ist entzündungshemmend, ist ein Atemerfrischer, ein Raumduft, hilft bei Herzproblemen, Hautinfektionen, ist schmerzstillend, hilft bei Pilzbefall, Diarhoe, Arthritis, Erkältungen, Grippe und Diabetes.

Pflanzliche Öle

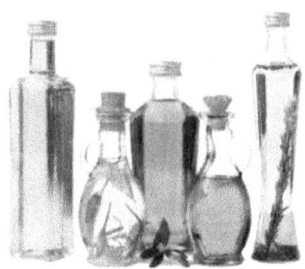

Die Nährwerte der Öle erübrigen sich praktisch, da alle um die 900 Kalorien je 100 ml aufweisen, wenig bis gar keine Eiweiße, dafür leider umso mehr Fett und wenig bis gar keine Kohlenhydrate.

Dafür enthalten viele Öle wichtige Vitamine und Mineralstoffe, die essentiell sind für die Gesundheit und das optimale Zusammenspiel der Inhaltsstoffe mit den anderen natürlichen Lebensmitteln.

Alle hier genannten Öle sind hochwertige Produkte der Natur, enthalten Vitamine, Mineralstoffe und Spurenelemente, gesättigte Fettsäuren und einen hohen Anteil Omega-3-Fettsäuren. Sie halten die Nervenzellen gesund, aktivieren die Gehirntätigkeit und das Leistungsvermögen - außerdem sind sie blutdrucksenkend, aktivieren den Fettstoffwechsel und beugen Herz- und Kreislauferkrankungen vor.

Kokosnussöl

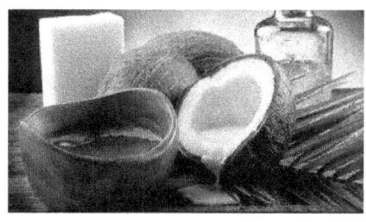

Kokosnussöl ist besonders vielseitig und gesund.

Es wirkt antibakteriell, unterstützt die Verdauung, hilft gegen Menstruationsbeschwerden, hat antioxidative Wirkung, hilft gegen Nierensteine und Krankheiten der

Leber und der Lunge, bei Allergien, Ekzemen, Migräne, Asthma, Narbenbildung, Warzen und beugt Diabetes vor. Vor allen Dingen hilft es bei der Fettverbrennung.
Eher ungewöhnliche Verwendungsarten von Kokosnussöl: löst Kaugummi in Haaren, funktioniert als Treibstoff für Diesel-Maschinen, reinigt Pkw-Armaturenbretter, fettet Fahrradketten ein, entfernt Körperwachse, kann als Wachs für Skateboards und Snowboards verwendet werden, als Bürstenreiniger, Öl-Lampen-Benzin, Schuhpolitur, zur Seifenherstellung und als Ersatz vieler kosmetischer Produkte. Interessant, nicht wahr?

Weitere gesunde Öle:

     Erdnuss Öl
     Kürbiskern Öl
     Leinöl
     Olivenöl
     Rapsöl
     Walnussöl

Obst nach Kalorien

	kcal	Ei-weiß	Fett ges.	KH g verw.
Papaya	**13,0**	0,6	0,1	2,4
Melonen grün	**25,0**	1,0	0,0	5,3
Erdbeeren	**32,0**	0,8	0,4	12,4
Himbeere	**33,0**	1,3	0,3	4,8
Johannisbeeren	**33,0**	1,1	0,2	4,9
Guave	**35,0**	0,9	0,5	6,0
Preiselbeeren (roh)	**35,0**	0,3	0,5	6,2
Zitronen	**36,0**	0,7	0,6	3,2
Blaubeeren	**37,0**	0,7	0,6	6,1
Wassermelonen	**37,0**	0,6	0,2	8,3
Limonen	**39,0**	0,5	2,4	1,9
Orangen	**42,0**	1,0	0,2	8,3
Aprikosen	**43,0**	1,0	0,1	8,5
Pfirsich	**43,0**	0,7	0,1	9,4
Brombeere	**44,0**	1,2	1,0	6,2
Grapefruit	**45,0**	0,6	0,2	7,5
Mandarinen	**46,0**	0,6	0,3	10,2

	kcal	Ei-weiß	Fett ges.	KH g verw.
Pflaumen	**49,0**	0,6	0,2	10,0
Kiwi	**50,0**	0,9	0,6	9,1
Nektarinen	**53,0**	0,9	0,0	12,4
Holunderbeeren	**54,0**	2,6	1,7	6,5
Apfel	**54,0**	0,3	0,6	11,4
Honigmelone	**54,0**	0,9	0,1	12,4
Ananas	**55,0**	0,4	0,2	12,4
Birnen	**55,0**	0,5	0,3	12,4
Mango	**59,0**	0,5	0,5	12,8
Kirschen	**63,0**	0,9	0,3	13,3
Cherimoya	**63,0**	1,5	0,3	13,6
Weintrauben	**68,0**	0,7	0,3	15,2
Kaki	**72,0**	0,6	0,3	16,5
Granatapfel	**74,0**	0,7	0,6	16,7
Hagebutten	**94,0**	3,6	0,6	16,0
Banane	**94,0**	1,1	0,2	21,4

Gemüse – nach Kalorien

	kcal	Ei-weiß	Fett ges.	KH g verw.
Chinakohl	12	1,2	0,3	1,2
Gurke	12	0,6	0,2	1,8
Rhabarber	13	0,6	0,1	1,4
Mangold	14	2,1	0,3	0,7
Feldsalat	14	1,8	0,4	0,7
Radieschen	14	1,1	0,1	2,0
Spinat	15	2,5	0,3	0,6
Staudensellerie	15	1,2	0,2	2,2
Bambussprossen	17	2,5	1,3	1,0
Auberginen	17	1,2	0,2	2,5
Tomaten	17	1,0	0,2	2,6
Spargel	18	1,9	0,2	2,2
Zucchinis	19	1,6	0,4	2,2
Sellerie	19	1,5	0,3	2,4
Paprika	20	1,2	0,3	2,9
Blumenkohl	22	2,4	0,3	2,3
Fenchel	24	2,4	0,3	2,8
Kohlrabi	24	2,0	0,1	3,7
Weißkohl	24	1,3	0,2	4,2
Wirsing	25	3,0	0,4	2,4
Möhren	25	1,1	0,2	4,8

	kcal	Ei-weiß	Fett ges.	KH g verw.
Brokkoli	26	3,3	0,2	2,5
Kürbis	26	1,0	0,1	5,0
Zwiebeln	28	1,3	0,3	4,9
Rosenkohl	36	4,5	0,3	3,3
Grünkohl	37	4,3	0,9	2,5
Rote Bete	41	1,5	0,1	8,4
Sojasprossen	52	5,3	1,2	4,7
Ingwer	61	2,5	0,8	11,0
Erbsen	70	5,8	0,5	10,6
Kartoffel	70	2,0	0,1	14,8
Knoblauch	139	6,1	0,1	28,4
Avocados	221	1,9	23,5	0,4

Ei – Kalorien

	kcal	Ei-weiß	Fett ges.	KH g verw.
Ei	156	12,8	11,3	0,7

Getreide – nach Kalorien

	kcal	Ei-weiß	Fett ges.	KH g verw.
Dinkel (Korn)	324	11,6	2,7	63,2
Quinoa	338	14,8	5,0	58,5
Haferflocken	352	13,5	7,0	58,7
Amaranth	370	15,8	8,8	56,8

Geflügel – nach Kalorien

	kcal	Ei-weiß	Fett ges.	KH g verw.
Putenbrust (ohne Haut)	105	24,1	1,0	0,0
Putenkeule (ohne Haut)	114	20,5	3,6	0,0
Hühnerbrust (mit Haut)	145	22,2	6,2	0,0
Huhn (mit Haut)	166	19,9	9,6	0,0
Ente	227	18,1	17,2	0,0

Fleisch – nach Kalorien

	kcal	Ei-weiß	Fett ges.	KH g verw.
Kalb -Filet	95	20,6	1,4	0,0
Kalbfleisch (Keule)	97	20,7	1,6	0,0

	kcal	Ei- weiß	Fett ges.	KH g verw.
Kalbfleisch (Schnitzel)	99	20,7	1,8	0,0
Schwein Filet	104	21,5	2,0	0,0
Schwein Schnitzel	106	22,2	1,9	0,0
Lamm (Muskelfleisch ohne Fett)	117	20,8	3,7	0,0
Rind -Filet	121	21,2	4,0	0,0
Rinderleber	121	20,3	2,1	5,3
Roastbeef	130	22,4	4,5	0,0
Kalb -Leber	130	19,2	4,1	4,0
Corned Beef (deutsch)	141	21,7	6,0	0,0
Rind Steak (mit- telfett)	146	22,0	6,4	0,0
Schwein Kotelett (unpaniert)	150	20,3	5,2	0,0
Schwein Eisbein	186	19,9	12,2	0,0
RInd Hackfleisch	216	22,5	14,0	0,0

Wild - nach Kalorien

	kcal	Ei- weiß	Fett ges.	KH g verw.
Reh (Keule)	97	21,4	1,3	0,0
Hirsch	112	20,6	3,3	0,0
Hase	113	21,6	3,0	0,0

Wassertiere – nach Kalorien

	kcal	Ei-weiß	Fett ges.	KH g verw.
Schellfisch	41	10,0	8,0	0,0
Scholle	41	10,0	0,0	0,0
Miesmuscheln	57	9,8	2,0	0,0
Tintenfisch	73	16,1	0,9	0,0
Kabeljau	76	17,7	0,6	0,0
Jacobsmuscheln	77	11,1	0,9	0,0
Hummer	81	15,9	1,9	0,0
Steinbeißer	81	15,8	2,0	0,0
Seezunge	83	17,5	1,4	0,0
Zander	83	19,2	0,7	0,0
Heilbutt	84	16,0	2,0	0,0
Garnelen	87	18,6	1,4	0,0
Felchen	100	17,8	3,2	0,0
Forelle (Bach)	102	19,5	2,7	0,0
Red Snapper	104	20,2	2,6	0,0
Shrimps	114	5,3	2,9	0,0
Lachs	137	13,0	9,0	0,0
Makrelen	180	18,8	11,6	0,0
Hering (Atlantik)	233	18,2	4,2	0,0
Thunfisch	239	22,0	16,0	0,0
Lachs (geräuchert)	289	28,5	19,4	0,0

Milch und Milchprodukte
nach Kalorien

	kcal	Ei-weiß	Fett ges.	KH g verw.
Milch - 1,5 % Fett (Frischmilch)	47	3,4	1,5	4,9
Joghurt Natur 3,5 % Fett	61	3,3	3,5	4,0
Milch - 3,5 % Fett (Frischmilch)	64	3,3	3,5	4,8
Frischkäse mit Kräutern 20 % i. Tr.	134	13,2	7,5	3,3
Feta 40 % i. Tr.	218	18,4	16,0	0,0

Pilze – nach Kalorien

	kcal	Ei-weiß	Fett ges.	KH g verw.
Butterpilz	12	1,7	0,4	0,3
Pfifferling	15	2,4	0,5	0,2
Champignons i. D.	20	3,4	0,5	0,5
Champignons	22	4,1	0,3	0,6
Steinpilz	27	5,4	0,4	0,5

Sprossen, Nüsse & Samen
nach Kalorien

	kcal	Ei-weiß	Fett ges.	KH g verw.
Kokosnuss-Milch	9	0,3	0,2	1,4
Bohnensprossen (frisch)	34	4,5	0,7	2,0
Sojasprossen	50	1,0	1,0	4,7
Kastanie (Maronen)	196	3,4	1,9	41,2
Leinsamen	393	28,8	30,9	38,6
Kürbiskerne	560	24,4	45,6	14,2
Erdnüsse (roh)	570	26,0	48,1	2,3
Mandeln (roh)	577	19,0	54,0	3,7
Sonnenblumenkerne	596	26,5	49,0	12,3
Pistazien	618	20,8	51,6	17,5

Schokolade – nach Kalorien

	kcal	Ei-weiß	Fett ges.	KH g verw.
Schokolade 75 %	522	8,8	41,4	28,5

Gewürze – nach Kalorien

	kcal	Ei-weiß	Fett ges.	KH g verw.
Tabasco	70	2,5	3,4	6,5
Senf	109	6,6	7,3	4,3
Sambal Olek	174	1,4	1,3	6,0
Zimt	272	3,9	3,2	56,0
Pfeffer	285	10,9	3,3	6,0
Paprika	289	14,8	12,9	55,7
Chili	314	12,3	17,0	55,0
Curry	325	12,7	13,1	58,2
Kurkuma	356	7,8	9,9	58,2

Fatburner nach Eiweiß

Eiweiß (= Proteine) finden Sie in erster Linie in Eiern, Fleisch und Fisch. Natürlich können Sie Proteine bekommen ohne Fleisch und Fisch zu essen:

Eiweiß aus Obst + Gemüse

Artischocken
Bananen
Blumenkohl
Bohnen
Brokkoli
Buttermelonen
Erdbeeren
Mais
Rosenkohl
Spargel
Spinat
Wasserkresse
Wassermelonen

Eiweiß aus Getreide und Nüssen

Amaranth
Bohnen
Brauner Reis
Buchweizen
Cashew-Kerne
Dinkel
Erdnüsse
Esskastanien
Flachssamen
Gerste
Hafer
Haselnüsse
Hemp Proteinpuder
Hirse
Kokosnuss

Kürbiskerne
Linsen
Macadamia-Nüsse
Mandeln
Nussbutter
Organischer Joghurt
Paranüsse
Pecannüssen
Pinienkernen
Pistazien
Quinoa
Seitan
Sesamkernen
Sojabohnen
Sonnenblumenkernen
Tempeh
Tofu
Vollkornbrot
Walnüssen
Wilder Reis

Ein kleiner Überblick

über den Eiweiß-Inhalt in %

49 % Spinat

45 % Kohl

45 % Brokkoli

40 % Blumenkohl

38 % Pilze

34 % Petersilie

24 % Gurken

22 % Grüne Paprika

22 % Rotkohl

28 % Tomaten

26 % Fleisch

23 % Hühnchen

22 % Eier

Obst – nach Eiweiß

	kcal	Ei-weiß	Fett ges.	KH g verw.
Hagebutten	94	3,6	0,6	16,0
Holunderbeeren	54	2,6	1,7	6,5
Cherimoya	63	1,5	0,3	13,6
Himbeere	33	1,3	0,3	4,8
Brombeere	44	1,2	1,0	6,2
Johannisbeeren	33	1,1	0,2	4,9
Melonen grün	25	1,0	0,0	5,3
Orangen	42	1,0	0,2	8,3
Aprikosen	43	1,0	0,1	8,5
Guave	35	0,9	0,5	6,0
Kiwi	50	0,9	0,6	9,1
Nektarinen	53	0,9	0,0	12,4
Honigmelone	54	0,9	0,1	12,4
Kirschen	63	0,9	0,3	13,3
Erdbeeren	32	0,8	0,4	12,4
Zitronen	36	0,7	0,6	3,2
Blaubeeren	37	0,7	0,6	6,1
Pfirsich	43	0,7	0,1	9,4
Weintrauben	68	0,7	0,3	15,2
Granatapfel	74	0,7	0,6	16,7
Papaya	13	0,6	0,1	2,4
Wassermelonen	37	0,6	0,2	8,3
Grapefruit	45	0,6	0,2	7,5
Mandarinen	46	0,6	0,3	10,2

	kcal	Ei-weiß	Fett ges.	KH g verw.
Pflaumen	49	0,6	0,2	10,0
Kaki	72	0,6	0,3	16,5
Limonen	39	0,5	2,4	1,9
Birnen	55	0,5	0,3	12,4
Mango	59	0,5	0,5	12,8
Ananas	55	0,4	0,2	12,4
Preiselbeeren (roh)	35	0,3	0,5	6,2
Apfel	54	0,3	0,6	11,4
Banane	94	1,1	0,2	21,4

Gemüse – nach Eiweiß

	kcal	Ei-weiß	Fett ges.	KH g verw.
Knoblauch	139	6,1	0,1	28,4
Erbsen	70	5,8	0,5	10,6
Sojasprossen	52	5,3	1,2	4,7
Rosenkohl	36	4,5	0,3	3,3
Grünkohl	37	4,3	0,9	2,5
Brokkoli	26	3,3	0,2	2,5
Wirsing	25	3,0	0,4	2,4
Spinat	15	2,5	0,3	0,6
Bambussprossen	17	2,5	1,3	1,0
Ingwer	61	2,5	0,8	11,0
Blumenkohl	22	2,4	0,3	2,3
Fenchel	24	2,4	0,3	2,8
Mangold	14	2,1	0,3	0,7
Kohlrabi	24	2,0	0,1	3,7
Kartoffel	70	2,0	0,1	14,8
Spargel	18	1,9	0,2	2,2
Avocados	221	1,9	23,5	0,4
Feldsalat	14	1,8	0,4	0,7
Zucchinis	19	1,6	0,4	2,2
Sellerie	19	1,5	0,3	2,4
Rote Bete	41	1,5	0,1	8,4
Weißkohl	24	1,3	0,2	4,2
Zwiebeln	28	1,3	0,3	4,9
Chinakohl	12	1,2	0,3	1,2

	kcal	Ei-weiß	Fett ges.	KH g verw.
Staudensellerie	15	1,2	0,2	2,2
Auberginen	17	1,2	0,2	2,5
Paprika	20	1,2	0,3	2,9
Radieschen	14	1,1	0,1	2,0
Möhren	25	1,1	0,2	4,8
Tomaten	17	1,0	0,2	2,6
Kürbis	26	1,0	0,1	5,0
Gurke	12	0,6	0,2	1,8
Rhabarber	13	0,6	0,1	1,4

Ei – nach Eiweiß

	kcal	Ei-weiß	Fett ges.	KH g verw.
Ei	156	12,8	11,3	0,7

Getreide – nach Eiweiß

	kcal	Ei-weiß	Fett ges.	KH g verw.
Amaranth	370	15,8	8,8	56,8
Quinoa	338	14,8	5,0	58,5
Haferflocken	352	13,5	7,0	58,7
Dinkel (Korn)	324	11,6	2,7	63,2

Geflügel – nach Eiweiß

	kcal	Ei-weiß	Fett ges.	KH g verw.
Putenbrust (ohne Haut)	105	24,1	1,0	0,0
Hühnerbrust (mit Haut)	145	22,2	6,2	0,0
Putenkeule (ohne Haut)	114	20,5	3,6	0,0
Huhn (mit Haut)	166	19,9	9,6	0,0
Ente	227	18,1	17,2	0,0

Fleisch – nach Eiweiß

	kcal	Ei-weiß	Fett ges.	KH g verw.
Rind Hackfleisch	216	22,5	14,0	0,0
Roastbeef	130	22,4	4,5	0,0
Schwein Schnitzel	106	22,2	1,9	0,0
Rind Steak (mittelfett)	146	22,0	6,4	0,0
Corned Beef (deutsch)	141	21,7	6,0	0,0
Schwein Filet	104	21,5	2,0	0,0
Rind -Filet	121	21,2	4,0	0,0
Lamm (Muskelfleisch ohne Fett)	117	20,8	3,7	0,0
Kalbfleisch (Schnitzel)	99	20,7	1,8	0,0

	kcal	Ei-weiß	Fett ges.	KH g verw.
Kalbfleisch (Keule)	97	20,7	1,6	0,0
Kalb -Filet	95	20,6	1,4	0,0
Schwein Kotelett (unpaniert)	150	20,3	5,2	0,0
Rinderleber	121	20,3	2,1	5,3
Schwein Eisbein	186	19,9	12,2	0,0
Kalb -Leber	130	19,2	4,1	4,0

Wild – nach Eiweiß

	kcal	Ei-weiß	Fett ges.	KH g verw.
Hase	113	21,6	3,0	0,0
Reh (Keule)	97	21,4	1,3	0,0
Hirsch	112	20,6	3,3	0,0

Wassertiere – nach Eiweiß

	kcal	Ei-weiß	Fett ges.	KH g verw.
Lachs (geräuchert)	289	28,5	19,4	0,0
Thunfisch	239	22,0	16,0	0,0
Red Snapper	104	20,2	2,6	0,0
Forelle (Bach)	102	19,5	2,7	0,0
Zander	83	19,2	0,7	0,0
Makrelen	180	18,8	11,6	0,0
Garnelen	87	18,6	1,4	0,0
Hering (Atlantik)	233	18,2	4,2	0,0
Felchen	100	17,8	3,2	0,0
Kabeljau	76	17,7	0,6	0,0
Seezunge	83	17,5	1,4	0,0
Tintenfisch	73	16,1	0,9	0,0
Heilbutt	84	16,0	2,0	0,0
Hummer	81	15,9	1,9	0,0
Steinbeißer	81	15,8	2,0	0,0
Lachs	137	13,0	9,0	0,0
Jacobsmuscheln	77	11,1	0,9	0,0
Schellfisch	41	10,0	8,0	0,0
Scholle	41	10,0	0,0	0,0
Miesmuscheln	57	9,8	2,0	0,0
Shrimps	114	5,3	2,9	0,0

Milch und Milchprodukt nach Eiweiß

	kcal	Ei-weiß	Fett ges.	KH g verw.
Feta 40 % i. Tr.	218	18,4	16,0	0,0
Frischkäse mit Kräutern 20 % i. Tr.	134	13,2	7,5	3,3
Milch - 1,5 % Fett (Frischmilch)	47	3,4	1,5	4,9
Joghurt Natur 3,5 % Fett	61	3,3	3,5	4,0
Milch - 3,5 % Fett (Frischmilch)	64	3,3	3,5	4,8

Pilze – nach Eiweiß

	kcal	Ei-weiß	Fett ges.	KH g verw.
Steinpilz	27	5,4	0,4	0,5
Champignons	22	4,1	0,3	0,6
Champignons i. D.	20	3,4	0,5	0,5
Pfifferling	15	2,4	0,5	0,2
Butterpilz	12	1,7	0,4	0,3

Sprossen, Nüsse & Samen nach Eiweiß

	kcal	Ei-weiß	Fett ges.	KH g verw.
Leinsamen	393	28,8	30,9	38,6
Sonnenblumenkerne	596	26,5	49,0	12,3
Erdnüsse (roh)	570	26,0	48,1	2,3
Kürbiskerne	560	24,4	45,6	14,2
Pistazien	618	20,8	51,6	17,5
Mandeln (roh)	577	19,0	54,0	3,7
Bohnensprossen (frisch)	34	4,5	0,7	2,0
Kastanie (Maronen)	196	3,4	1,9	41,2
Sojasprossen	50	1,0	1,0	4,7
Kokosnuss-Milch	9	0,3	0,2	1,4

Schokolade – nach Eiweiß

	kcal	Ei-weiß	Fett ges.	KH g verw.
Schokolade 75 %	522	8,8	41,4	28,5

Gewürze – nach Eiweiß

	kcal	Ei-weiß	Fett ges.	KH g verw.
Paprika	289	14,8	12,9	55,7
Curry	325	12,7	13,1	58,2
Chili	314	12,3	17,0	55,0
Pfeffer	285	10,9	3,3	6,0
Kurkuma	356	7,8	9,9	58,2
Senf	109	6,6	7,3	4,3
Zimt	272	3,9	3,2	56,0
Tabasco	70	2,5	3,4	6,5
Sambal Olek	174	1,4	1,3	6,0

Obst – nach Fett

	kcal	Ei-weiß	Fett ges.	KH g verw.
Melonen grün	25	1,0	0,0	5,3
Nektarinen	53	0,9	0,0	12,4
Aprikosen	43	1,0	0,1	8,5
Honigmelone	54	0,9	0,1	12,4
Pfirsich	43	0,7	0,1	9,4
Papaya	13	0,6	0,1	2,4
Johannisbeeren	33	1,1	0,2	4,9
Orangen	42	1,0	0,2	8,3
Wassermelonen	37	0,6	0,2	8,3
Grapefruit	45	0,6	0,2	7,5
Pflaumen	49	0,6	0,2	10,0
Ananas	55	0,4	0,2	12,4
Banane	94	1,1	0,2	21,4
Cherimoya	63	1,5	0,3	13,6
Himbeere	33	1,3	0,3	4,8
Kirschen	63	0,9	0,3	13,3
Weintrauben	68	0,7	0,3	15,2
Mandarinen	46	0,6	0,3	10,2
Kaki	72	0,6	0,3	16,5
Birnen	55	0,5	0,3	12,4
Erdbeeren	32	0,8	0,4	12,4
Guave	35	0,9	0,5	6,0
Mango	59	0,5	0,5	12,8

	kcal	Ei-weiß	Fett ges.	KH g verw.
Preiselbeeren (roh)	35	0,3	0,5	6,2
Hagebutten	94	3,6	0,6	16,0
Kiwi	50	0,9	0,6	9,1
Zitronen	36	0,7	0,6	3,2
Blaubeeren	37	0,7	0,6	6,1
Granatapfel	74	0,7	0,6	16,7
Apfel	54	0,3	0,6	11,4
Brombeere	44	1,2	1,0	6,2
Holunderbeeren	54	2,6	1,7	6,5
Limonen	39	0,5	2,4	1,9

Gemüse – nach Fett

	kcal	Ei-weiß	Fett ges.	KH g verw.
Knoblauch	139	6,1	0,1	28,4
Kohlrabi	24	2,0	0,1	3,7
Kartoffel	70	2,0	0,1	14,8
Rote Bete	41	1,5	0,1	8,4
Radieschen	14	1,1	0,1	2,0
Kürbis	26	1,0	0,1	5,0
Rhabarber	13	0,6	0,1	1,4
Brokkoli	26	3,3	0,2	2,5
Spargel	18	1,9	0,2	2,2
Weißkohl	24	1,3	0,2	4,2
Staudensellerie	15	1,2	0,2	2,2

	kcal	Ei-weiß	Fett ges.	KH g verw.
Auberginen	17	1,2	0,2	2,5
Möhren	25	1,1	0,2	4,8
Tomaten	17	1,0	0,2	2,6
Gurke	12	0,6	0,2	1,8
Rosenkohl	36	4,5	0,3	3,3
Spinat	15	2,5	0,3	0,6
Blumenkohl	22	2,4	0,3	2,3
Fenchel	24	2,4	0,3	2,8
Mangold	14	2,1	0,3	0,7
Sellerie	19	1,5	0,3	2,4
Zwiebeln	28	1,3	0,3	4,9
Chinakohl	12	1,2	0,3	1,2
Paprika	20	1,2	0,3	2,9
Wirsing	25	3,0	0,4	2,4
Feldsalat	14	1,8	0,4	0,7
Zucchinis	19	1,6	0,4	2,2
Erbsen	70	5,8	0,5	10,6
Ingwer	61	2,5	0,8	11,0
Grünkohl	37	4,3	0,9	2,5
Sojasprossen	52	5,3	1,2	4,7
Bambussprossen	17	2,5	1,3	1,0
Avocados	221	1,9	23,5	0,4

Ei – nach Fett

	kcal	Ei-weiß	Fett ges.	KH g verw.
Ei	156	12,8	11,3	0,7

Getreide – nach Fett

	kcal	Ei-weiß	Fett ges.	KH g verw.
Dinkel (Korn)	324	11,6	2,7	63,2
Quinoa	338	14,8	5,0	58,5
Haferflocken	352	13,5	7,0	58,7
Amaranth	370	15,8	8,8	56,8

Geflügel – nach Fett

	kcal	Ei-weiß	Fett ges.	KH g verw.
Putenbrust (ohne Haut)	105	24,1	1,0	0,0
Putenkeule (ohne Haut)	114	20,5	3,6	0,0
Hühnerbrust (mit Haut)	145	22,2	6,2	0,0
Huhn (mit Haut)	166	19,9	9,6	0,0
Ente	227	18,1	17,2	0,0

Fleisch – nach Fett

	kcal	Ei-weiß	Fett ges.	KH g verw.
Kalb -Filet	95	20,6	1,4	0,0
Kalbfleisch (Keule)	97	20,7	1,6	0,0
Kalbfleisch (Schnitzel)	99	20,7	1,8	0,0
Schwein Schnitzel	106	22,2	1,9	0,0
Schwein Filet	104	21,5	2,0	0,0
Rinderleber	121	20,3	2,1	5,3
Lamm (Muskelfleisch ohne Fett)	117	20,8	3,7	0,0
Rind -Filet	121	21,2	4,0	0,0
Kalb -Leber	130	19,2	4,1	4,0
Roastbeef	130	22,4	4,5	0,0
Schwein Kotelett (unpaniert)	150	20,3	5,2	0,0
Corned Beef (deutsch)	141	21,7	6,0	0,0
Rind Steak (mittelfett)	146	22,0	6,4	0,0
Schwein Eisbein	186	19,9	12,2	0,0
Rind Hackfleisch	216	22,5	14,0	0,0

Wild – nach Fett

	kcal	Ei-weiß	Fett ges.	KH g verw.
Reh (Keule)	97	21,4	1,3	0,0
Hase	113	21,6	3,0	0,0
Hirsch	112	20,6	3,3	0,0

Wassertiere – nach Fett

	kcal	Ei-weiß	Fett ges.	KH g verw.
Scholle	41	10,0	0,0	0,0
Kabeljau	76	17,7	0,6	0,0
Zander	83	19,2	0,7	0,0
Tintenfisch	73	16,1	0,9	0,0
Jacobsmuscheln	77	11,1	0,9	0,0
Garnelen	87	18,6	1,4	0,0
Seezunge	83	17,5	1,4	0,0
Hummer	81	15,9	1,9	0,0
Heilbutt	84	16,0	2,0	0,0
Steinbeißer	81	15,8	2,0	0,0
Miesmuscheln	57	9,8	2,0	0,0
Red Snapper	104	20,2	2,6	0,0
Forelle (Bach)	102	19,5	2,7	0,0
Shrimps	114	5,3	2,9	0,0
Felchen	100	17,8	3,2	0,0

	kcal	Ei-weiß	Fett ges.	KH g verw.
Hering (Atlantik)	233	18,2	4,2	0,0
Schellfisch	41	10,0	8,0	0,0
Lachs	137	13,0	9,0	0,0
Makrelen	180	18,8	11,6	0,0
Thunfisch	239	22,0	16,0	0,0
Lachs (geräuchert)	289	28,5	19,4	0,0

Milch und Milchprodukt – nach Fett

	kcal	Ei-weiß	Fett ges.	KH g verw.
Milch - 1,5 % Fett (Frischmilch)	47	3,4	1,5	4,9
Joghurt Natur 3,5 % Fett	61	3,3	3,5	4,0
Milch - 3,5 % Fett (Frischmilch)	64	3,3	3,5	4,8
Frischkäse mit Kräutern 20 % i. Tr.	134	13,2	7,5	3,3
Feta 40 % i. Tr.	218	18,4	16,0	0,0

Pilze – nach Fett

	kcal	Ei- weiß	Fett ges.	KH g verw.
Champignons	22	4,1	0,3	0,6
Steinpilz	27	5,4	0,4	0,5
Butterpilz	12	1,7	0,4	0,3
Champignons i. D.	20	3,4	0,5	0,5
Pfifferling	15	2,4	0,5	0,2

Sprossen, Nüsse & Samen nach Fett

	kcal	Ei- weiß	Fett ges.	KH g verw.
Kokosnuss-Milch	9	0,3	0,2	1,4
Bohnensprossen (frisch)	34	4,5	0,7	2,0
Sojasprossen	50	1,0	1,0	4,7
Kastanie (Maronen)	196	3,4	1,9	41,2
Leinsamen	393	28,8	30,9	38,6
Kürbiskerne	560	24,4	45,6	14,2
Erdnüsse (roh)	570	26,0	48,1	2,3
Sonnenblumenkerne	596	26,5	49,0	12,3
Pistazien	618	20,8	51,6	17,5
Mandeln (roh)	577	19,0	54,0	3,7

Schokolade – nach Fett

	kcal	Ei-weiß	Fett ges.	KH g verw.
Schokolade 75 %	522	8,8	41,4	28,5

Gewürze – nach Fett

	kcal	Ei-weiß	Fett ges.	KH g verw.
Sambal Olek	174	1,4	1,3	6,0
Zimt	272	3,9	3,2	56,0
Pfeffer	285	10,9	3,3	6,0
Tabasco	70	2,5	3,4	6,5
Senf	109	6,6	7,3	4,3
Kurkuma	356	7,8	9,9	58,2
Paprika	289	14,8	12,9	55,7
Curry	325	12,7	13,1	58,2
Chili	314	12,3	17,0	55,0

Obst – nach Kohlenhydraten

	kcal	Ei-weiß	Fett ges.	KH g verw.
Limonen	39	0,5	2,4	1,9
Papaya	13	0,6	0,1	2,4
Zitronen	36	0,7	0,6	3,2
Himbeere	33	1,3	0,3	4,8
Johannisbeeren	33	1,1	0,2	4,9
Melonen grün	25	1,0	0,0	5,3
Guave	35	0,9	0,5	6,0
Blaubeeren	37	0,7	0,6	6,1
Preiselbeeren (roh)	35	0,3	0,5	6,2
Brombeere	44	1,2	1,0	6,2
Holunderbeeren	54	2,6	1,7	6,5
Grapefruit	45	0,6	0,2	7,5
Orangen	42	1,0	0,2	8,3
Wassermelonen	37	0,6	0,2	8,3
Aprikosen	43	1,0	0,1	8,5
Kiwi	50	0,9	0,6	9,1
Pfirsich	43	0,7	0,1	9,4
Pflaumen	49	0,6	0,2	10,0
Mandarinen	46	0,6	0,3	10,2
Apfel	54	0,3	0,6	11,4
Nektarinen	53	0,9	0,0	12,4
Honigmelone	54	0,9	0,1	12,4

	kcal	Ei-weiß	Fett ges.	KH g verw.
Ananas	55	0,4	0,2	12,4
Birnen	55	0,5	0,3	12,4
Erdbeeren	32	0,8	0,4	12,4
Mango	59	0,5	0,5	12,8
Kirschen	63	0,9	0,3	13,3
Cherimoya	63	1,5	0,3	13,6
Weintrauben	68	0,7	0,3	15,2
Hagebutten	94	3,6	0,6	16,0
Kaki	72	0,6	0,3	16,5
Granatapfel	74	0,7	0,6	16,7
Banane	94	1,1	0,2	21,4

Gemüse – nach Kohlenhydraten

	kcal	Ei-weiß	Fett ges.	KH g verw.
Avocados	221	1,9	23,5	0,4
Spinat	15	2,5	0,3	0,6
Mangold	14	2,1	0,3	0,7
Feldsalat	14	1,8	0,4	0,7
Bambussprossen	17	2,5	1,3	1,0
Chinakohl	12	1,2	0,3	1,2
Rhabarber	13	0,6	0,1	1,4
Gurke	12	0,6	0,2	1,8
Radieschen	14	1,1	0,1	2,0

	kcal	Ei-weiß	Fett ges.	KH g verw.
Spargel	18	1,9	0,2	2,2
Staudensellerie	15	1,2	0,2	2,2
Zucchinis	19	1,6	0,4	2,2
Blumenkohl	22	2,4	0,3	2,3
Sellerie	19	1,5	0,3	2,4
Wirsing	25	3,0	0,4	2,4
Brokkoli	26	3,3	0,2	2,5
Auberginen	17	1,2	0,2	2,5
Grünkohl	37	4,3	0,9	2,5
Tomaten	17	1,0	0,2	2,6
Fenchel	24	2,4	0,3	2,8
Paprika	20	1,2	0,3	2,9
Rosenkohl	36	4,5	0,3	3,3
Kohlrabi	24	2,0	0,1	3,7
Weißkohl	24	1,3	0,2	4,2
Sojasprossen	52	5,3	1,2	4,7
Möhren	25	1,1	0,2	4,8
Zwiebeln	28	1,3	0,3	4,9
Kürbis	26	1,0	0,1	5,0
Rote Bete	41	1,5	0,1	8,4
Erbsen	70	5,8	0,5	10,6
Ingwer	61	2,5	0,8	11,0
Kartoffel	70	2,0	0,1	14,8
Knoblauch	139	6,1	0,1	28,4

Ei – nach Kohlenhydraten

	kcal	Ei-weiß	Fett ges.	KH g verw.
Ei	156	12,8	11,3	0,7

Getreide – nach Kohlenhydraten

	kcal	Ei-weiß	Fett ges.	KH g verw.
Amaranth	370	15,8	8,8	56,8
Quinoa	338	14,8	5,0	58,5
Haferflocken	352	13,5	7,0	58,7
Dinkel (Korn)	324	11,6	2,7	63,2

Geflügel – nach Kohlenhydraten

	kcal	Ei-weiß	Fett ges.	KH g verw.
Ente	227	18,1	17,2	0,0
Huhn (mit Haut)	166	19,9	9,6	0,0
Hühnerbrust (mit Haut)	145	22,2	6,2	0,0
Putenbrust (ohne Haut)	105	24,1	1,0	0,0

	kcal	Ei-weiß	Fett ges.	KH g verw.
Putenkeule (ohne Haut)	114	20,5	3,6	0,0

Fleisch – nach Kohlenhydraten

	kcal	Ei-weiß	Fett ges.	KH g verw.
Corned Beef (deutsch)	141	21,7	6,0	0,0
Kalb -Filet	95	20,6	1,4	0,0
Kalbfleisch (Keule)	97	20,7	1,6	0,0
Kalbfleisch (Schnitzel)	99	20,7	1,8	0,0
Lamm (Muskel-fleisch ohne Fett)	117	20,8	3,7	0,0
Rind -Filet	121	21,2	4,0	0,0
Rind Hackfleisch	216	22,5	14,0	0,0
Rind Steak (mittel-fett)	146	22,0	6,4	0,0
Roastbeef	130	22,4	4,5	0,0
Schwein Eisbein	186	19,9	12,2	0,0
Schwein Filet	104	21,5	2,0	0,0
Schwein Kotelett (unpaniert)	150	20,3	5,2	0,0
Schwein Schnitzel	106	22,2	1,9	0,0
Kalb -Leber	130	19,2	4,1	4,0
Rinderleber	121	20,3	2,1	5,3

Wild – nach Kohlenhydraten

	kcal	Ei-weiß	Fett ges.	KH g verw.
Hase	113	21,6	3,0	0,0
Hirsch	112	20,6	3,3	0,0
Reh (Keule)	97	21,4	1,3	0,0

Wassertiere – nach Kohlenhydraten

	kcal	Ei-weiß	Fett ges.	KH g verw.
Felchen	100	17,8	3,2	0,0
Forelle (Bach)	102	19,5	2,7	0,0
Garnelen	87	18,6	1,4	0,0
Heilbutt	84	16,0	2,0	0,0
Hering (Atlantik)	233	18,2	4,2	0,0
Hummer	81	15,9	1,9	0,0
Jacobsmuscheln	77	11,1	0,9	0,0
Kabeljau	76	17,7	0,6	0,0
Lachs	137	13,0	9,0	0,0
Lachs (geräuchert)	289	28,5	19,4	0,0
Makrelen	180	18,8	11,6	0,0
Miesmuscheln	57	9,8	2,0	0,0
Red Snapper	104	20,2	2,6	0,0
Schellfisch	41	10,0	8,0	0,0

	kcal	Ei-weiß	Fett ges.	KH g verw.
Scholle	41	10,0	0,0	0,0
Seezunge	83	17,5	1,4	0,0
Shrimps	114	5,3	2,9	0,0
Steinbeißer	81	15,8	2,0	0,0
Thunfisch	239	22,0	16,0	0,0
Tintenfisch	73	16,1	0,9	0,0
Zander	83	19,2	0,7	0,0

Milch und Milchprodukt – nach Kohlenhydraten

	kcal	Ei-weiß	Fett ges.	KH g verw.
Feta 40 % i. Tr.	218	18,4	16,0	0,0
Frischkäse mit Kräutern 20 % i. Tr.	134	13,2	7,5	3,3
Joghurt Natur 3,5 % Fett	61	3,3	3,5	4,0
Milch - 3,5 % Fett (Frischmilch)	64	3,3	3,5	4,8
Milch - 1,5 % Fett (Frischmilch)	47	3,4	1,5	4,9

Pilze – nach Kohlenhydraten

	kcal	Ei-weiß	Fett ges.	KH g verw.
Pfifferling	15	2,4	0,5	0,2
Butterpilz	12	1,7	0,4	0,3
Steinpilz	27	5,4	0,4	0,5
Champignons i. D.	20	3,4	0,5	0,5
Champignons	22	4,1	0,3	0,6

Sprossen, Nüsse & Samen nach Kohlenhydraten

	kcal	Ei-weiß	Fett ges.	KH g verw.
Kokosnuss-Milch	9	0,3	0,2	1,4
Bohnensprossen (frisch)	34	4,5	0,7	2,0
Erdnüsse (roh)	570	26,0	48,1	2,3
Mandeln (roh)	577	19,0	54,0	3,7
Sojasprossen	50	1,0	1,0	4,7
Sonnenblumenkerne	596	26,5	49,0	12,3
Kürbiskerne	560	24,4	45,6	14,2
Pistazien	618	20,8	51,6	17,5
Leinsamen	393	28,8	30,9	38,6
Kastanie (Maronen)	196	3,4	1,9	41,2

Schokolade
nach Kohlenhydraten

	kcal	Ei-weiß	Fett ges.	KH g verw.
Schokolade 75 %	522	8,8	41,4	28,5

Gewürze – nach Kohlenhydraten

	kcal	Ei-weiß	Fett ges.	KH g verw.
Senf	109	6,6	7,3	4,3
Sambal Olek	174	1,4	1,3	6,0
Pfeffer	285	10,9	3,3	6,0
Tabasco	70	2,5	3,4	6,5
Chili	314	12,3	17,0	55,0
Paprika	289	14,8	12,9	55,7
Zimt	272	3,9	3,2	56,0
Kurkuma	356	7,8	9,9	58,2
Curry	325	12,7	13,1	58,2

Tipps

Essgewohnheiten langsam anpassen

Lassen Sie es langsam angehen. Sie haben ja auch nicht von heute auf morgen große Portionen gegessen. Also ist es auch verrückt, von heute auf morgen auf Miniportionen umzuschalten. Verringern Sie langsam Ihre Essgewohnheiten. Wenn Sie zum Beispiel gerne Salat mit Mayonnaise essen, dann bereiten Sie ihn doch morgen mit einer Mischung aus Mayonnaise mit Joghurt zu. Und nach und nach gehen Sie auf selbst gemachtes Joghurt- oder Essig-und-Öl-Dressing über (in den fertigen Joghurtdressings sind meist Farb- und Konservierungsstoffe und viel zu viel Zucker oder Zuckeraustauschstoffe).

Essen Sie von kleinen Tellern mit Kuchengabeln und Teelöffeln – und wenn möglich, mit Essstäbchen. Obst in kleine Stückchen schneiden und dann alle Stücke einzeln mit der Kuchengabel essen. Es ist erstaunlich, wie satt man doch von einem Apfel werden kann.

Natürlich sieht es hübscher auf dem Teller aus, wenn alle Stücke gewürfelt oder in Scheiben geschnitten sind oder annähernd gleich aussehen. Der menschliche Körper möchte Abwechslung. Schneidet man das Obst in unterschiedlich große Stücke, wird dem Hirn signalisiert, dass es verschiedene Lebensmittel erhält. Wir sind eher satt und verdauen die Mahlzeit besser.

3 oder 5 Mahlzeiten am Tag?

Man weicht heute wieder von der 5-Mahlzeiten-Philosophie ab. 3 Hauptmahlzeiten und 2-3 kleine Mahlzeiten.
Es wird von einigen Ärzten behauptet, dass man besser abnimmt, wenn 5 Stunden zwischen den Mahlzeiten sind. Manche Ärzte sagen, dass auch 4 Stunden langen. So soll der Magen und Darm das Essen besser verdauen können,

und nicht als Fett auf den Hüften und am Bauch landen. 5 Stunden sind für den Anfang recht viel. Es klappt besser, wenn man mit 3 Stunden anfängt und dann nach und nach auf 3,5 Stunden und 4 Stunden erhöht. Ob man dann weiter auf 5 Stunden erhöht, sollte jeder selbst entscheiden. Wenn Sie joggen, fangen Sie ja auch nicht ohne Aufwärmphase oder gleich mit Stabhochsprung an.

Zu den Mahlzeiten gehören auch die kleinsten Zwischenmahlzeiten – egal ob man sich einen Keks oder ein Stück Schokolade gönnt. Das geht am besten, wenn man aufschreibt, *wann* man isst – und *was*.

Nun ja, immer halte ich mich auch nicht daran. Ab und zu gibt´s bei mir auch ein Bonbon, oder auch mal ein Stück Schokolade, Eis, Kuchen, Pasta oder Pizza. Die Betonung liegt auf manchmal.

Es gibt Tausende von "Diäten" (ich hasse dieses Wort!) Am Effektivsten nimmt man nun mal mit einer dauerhaften Ernährungsumstellung ab. Warum soll man 7, 14 oder mehr Tage nur Kartoffelgerichte essen, oder Spargel oder nur Obst, Sauerkrautgerichte oder nur Fleisch?

Es gibt so viele gute Rezepte bei den einzelnen Diäten. Sie haben bestimmt genug Zeitschriften und Diätbücher im Schrank. Picken Sie sich einfach die Rezepte heraus, die für Ihren Stoffwechseltyp passen, Ihnen zusagen, nach Ihrem Geschmack sind und in Ihren Kalorienverbrauch passen. So haben Sie eine abwechslungsreiche und gesunde Ernährung. Und Sie nehmen nach und nach ab. Sie haben Ihr Gewicht ja auch nicht in 2-3 Monaten zugelegt. Geben Sie Ihrem Körper und vor allen Dingen Ihrer Haut, Zeit, sich wieder anzupassen, dann kommt es auch nicht zu mehr Faltenbildung – weder im Gesicht noch am Körper.

Mahl-Zeit!

4 Stunden bevor Sie schlafen gehen ist es sinnvoll vorwiegend nur noch Lebensmittel essen, die *Sie persönlich* gut

verstoffwechseln können (siehe Artikel "Gentest zur Stoffwechselanalyse - CoGAP MetaCheck").

Nehmen Sie sich die Zeit: Schauen Sie auf die Verpackungen - an welcher Stelle steht ZUCKER? Je weiter vorne, desto mehr Zucker ist in dem vorgefertigten Lebensmittel enthalten oder schlimmer: Zuckeraustauschstoffe.

Essen soll vor allen Dingen eines: Es soll Ihnen schmecken und es soll Sie dabei motivieren, weiter abzunehmen – ganz ohne Stress!

Suppen und Soßen andicken

Suppen und Soßen kann man prima mit gekochten Kartoffeln andicken, ebenso mit Resten von Nudeln oder Reis. Ganz hervorragend schmeckt es auch, wenn man Nüsse püriert und sie mit in die Soße gibt – eventuell noch mit ein wenig Wasser vermischt (Nussmilch). Die Suppen halten dann viel länger satt und Sie sparen zusätzliche Kalorien und Kohlenhydrate von Mehl oder Soßenbindern.

Eine Handvoll Nüsse

Essen Sie ca. 30 Minuten vor jeder Mahlzeit eine Handvoll Walnüsse – oder Nüsse, die Ihnen schmecken (keine gesalzenen Erdnüsse). Das stillt den ersten Hunger und Sie 'überessen' sich nicht. Anstelle der Nüsse können Sie auch 1 Glas warmes Wasser trinken. Der Nachteil: Walnüsse enthalten Omega-3-Fettsäuren, Zink, Kalium, Magnesium, Phosphor, Schwefel, Eisen und Vitamine der A- und B-Gruppe. Der Vorteil: Sie sparen das Fett, das immerhin bei 15-23 % liegt.

Fotografieren Sie Ihr Essen

Machen Sie von jedem Essen über den Tag ein Foto und sammeln Sie sie tagesweise.

Sie werden erstaunt sein, wann, wie viel, wie oft und vor allen Dingen WAS Sie essen. Schreiben Sie auf, was Sie *nicht* gegessen haben – zum Beispiel die Chips, die Schokolade, das Eis, die Bonbons usw. Sie können stolz auf sich sein, dass Sie das geschafft haben. Ein Bild sagt mehr als 1000 Worte.

Wenn Sie viel unterwegs sind

Legen Sie sich immer einen Proteinriegel in Ihre Hand- oder Aktentasche oder Auto. Wenn Sie während der Reise hungrig werden, sind diese muskelfütternden Fatburner die wesentlich bessere Option, als schnell mal irgendwo anzuhalten, um Fast Food zu essen.
Gehen Sie in ein Restaurant zum Essen? Kein Problem! Essen Sie vorher 1 Apfel. So haben Sie eine gute Grundlage und Sie essen dann nicht so viel oder zu gierig, weil Sie so hungrig sind. Essen Sie VOR der Hauptmahlzeit den Salat. Auch das hilft, besser satt zu werden.

"Rückwärts essen"

Tztztztz… - nicht so, wie Sie meinen, sondern: beginnen Sie Ihr Essen mal mit dem Nachtisch an (eine normale Portion bitte!). Dann den Salat. Oft wird dann sogar schon die Hauptspeise überflüssig. Wenn dann wirklich noch Platz sein sollte, Ihre Suppe.
Wenn Sie ein Salatfreund sind, fragen Sie den Kellner ruhig, ob er Ihre Suppe gegen einen Salat tauschen würde. Fertiges Dressing? Nein danke. Lieber Essig und Öl, denn in den fertigen Dressings ist meist Zucker (oder Zuckeraustauschstoff) ohne Ende enthalten. Fragen Sie den Kellner, wie das Dressing hergestellt wurde und ob kein Zucker drin ist.

Dunkle Schokolade

Haben Sie Appetit auf Süß? Gönnen Sie sich ab und zu ruhig mal Schokolade – nehmen Sie Schokolade mit mehr als mindestens 60 % Kakao. Es gibt auch Schokolade mit mehr als 70 und 80% Kakao. Sie entscheiden also ganz nach Ihrem Geschmack.

Protein-Shakes

Leider ist in den Pulvern neben Proteinbestandteilen eine Menge Zucker oder Zuckeraustauschstoff enthalten. Sie haben noch Protein-Shake-Pulver? Brauchen sie es auf. Damit Sie mehr davon haben, geben Sie einfach mal weniger Wasser oder Milch in das Pulver. Der Drink wird dadurch sämiger und er hält länger satt.

Jeden Bissen 15-20 Mal Kauen

Früher wurde gesagt: Kaue jeden Bissen deines Essens mindestens 30-, 40- oder sogar 50-mal. Das halte ich nun wirklich für übertrieben.
Die meisten von uns "Rubenspeople" haben kein Sättigungsgefühl mehr. Aber auch das kann man wieder trainieren. Wenn Sie jeden Bissen 15-20 Mal kauen, werden Sie schneller satt und Ihr Magen und Darm wird es Ihnen danken. Ihr Körper kann so Vitamine und Mineralien besser verwerten (und ist auch hilfreich für eine gute Verdauung).

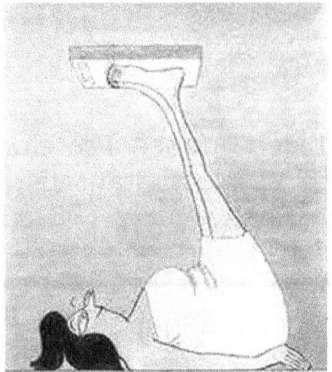

So wiegen Sie sich, um das genaueste Gewicht zu erfahren!

Haben Sie es in den letzten Jahren auch falsch gemacht?

Wie oft soll ich mich wiegen?

Eine Waage zeigt nur eine Zahl an. Mehr nicht.
Sie kann weder die Schönheit, das Talent, den Zweck, die Lebenskraft, die Herzenswärme, Möglichkeiten, Kraft und Energie wiegen oder messen, die Sie persönlich ausmachen.

Irgendjemand hat man uns in den Kopf gesetzt, dass wir uns morgens, mittags und abends zu wiegen haben. So sind die meisten von uns zu Sklaven der Waagen geworden. Und es frustriert uns jedes Mal. Wir quälen uns. Anscheinend sind wir alle wohl doch auf irgendeine Art masochistisch veranlagt.
1-mal wiegen in der Woche ist genug!
Und zwar morgens, nachdem Sie auf der Toilette waren und noch nichts getrunken oder gegessen haben.

Gerade bei Frauen schwankt das Gewicht durch Wassereinlagerungen während der Periode. Oder durch Medikamente. Oder weil Sie den Tag zuvor zu wenig oder zu viel getrunken haben. Den Nieren fehlt dann die nötige Unterstützung, um den Stoffwechsel in Gang zu halten.

Räumen Sie Ihre Waage aus dem Blickfeld. Nach Möglichkeit an einen Ort, der sehr unbequem und nur mit einer Leiter zu erreichen ist. Wie wär´s oben auf dem Schrank? Wenn Sie sich erst einmal daran gewöhnt haben, werden Sie merken, welche über lange Jahre aufgebaute Last von Ihnen abfällt und Sie sich freier fühlen.

Mit dem Rauchen aufgehört

und jetzt nehmen Sie zu?

Was uns lange verheimlicht wurde (durch die Zigaretten- und Arzneimittelindustrie?) ist, dass man wahrhaftig ca. 200 Kalorien pro Tag mehr verbraucht, wenn man raucht. Hört man mit dem Rauchen auf und reduziert seine Kalorien nicht entsprechend, nimmt man unweigerlich und ständig zu. Also: einfach ein paar Kalorien weniger und schon ist das Problem gelöst.

Belohnung

Haben Sie Erfolge bei Ihrer Gewichtsabnahme?
Super - feiern Sie das! Aber nicht mit einem Süßigkeitentag. Kaufen Sie sich ein neues Kleidungsstück oder eine andere Kleinigkeit – vielleicht einen hübschen Schlüsselanhänger oder ein Parfüm oder eine gut riechende Seife. Sie haben umso mehr Freude an diesen Dingen, weil sie nicht nach spätestens 5 Sekunden geschmacklich aus dem Mund verschwunden sind.

Wenn Sie richtig hungrig werden und praktisch schon auf Essen gierig sind, gibt es einen Trick, um nicht gleich über den Kühlschrank herzufallen: Putzen Sie Ihre Zähne als einen unterbewussten Effekt, um nicht mit "schmutzigen" Zähnen zu essen. Nehmen Sie Zahncreme mit Pfefferminzgeschmack. Das wird sehr effektiv und Ihr Heißhunger ist verschwunden.

Keine Lippenpflege mit Obstgeschmack!

Es gibt viele Lipglossarten, Lippenfettstifte und Zahncremes mit Erdbeere-, Marzipan-, Kirschgeschmack oder ähnlichen Geschmacksrichtungen. Sie sind zwar lecker, doch Sie tun sich damit keinen Gefallen – denn der Geschmack signalisiert dem Hirn: hmmm – lecker – ESSEN! Und schon hat man wieder Appetit, den man natürlich auch recht bald stillen will. Das nächste Kilo für die Hüften wartet schon. Achten Sie einfach beim Einkauf von Kosmetikartikeln auf einen neutralen Geschmack.
Vor allen Dingen in Lippenpflege-Fettstiften sind unter anderem Microcrystalline Wachse und Parfüm enthalten (eine exakte Aufschlüsselung, was diese Zutaten bewirken, finden Sie bei cosmeticanalysis.com).

Öl und Essig in Sprühflaschen einfüllen

Natürlich gibt es auch edle Glasflaschen mit edlen Sprühknöpfen. Der Nachteil ist, dass man die Sprühknöpfe nicht gut reinigen kann. Das ist vor allen bei Öl schlecht, weil das Öl in der Sprühvorrichtung ranzig wird und eindickt.
Bei der preiswerten Variante nimmt man eine Braunglasflasche (gerade Öl kann lichtempfindlich sein) mit Pipette oder Sprühkopf. Ist er verstopft, einfach eine neue Pipette oder einen neuen Sprühkopf auf die Flasche schrauben und schon ist alles wieder klar. Sprühflaschen von 50 ml reichen vollkommen.

Die Fläschchen sind in Apotheken, Hobbythek-Läden und über das Internet zu erhalten. Wenn aus der Ölsprühflasche kein Öl herauskommt, einfach mit einer Stopfnadel das Sprühloch vergrößern.

Haltbarkeit von Obst und Gemüse

In vielen Geschäften bekommt man diese hauchdünnen Plastiktütchen, um selbst Obst und Gemüse abwiegen zu können. Diese Tütchen eignen sich hervorragend zum Aufbewahren von Obst und Gemüse. Alles bleibt viel länger frisch – egal ob in der Obstschale oder im Kühlschrank (immer nur 1 Sorte Obst oder Gemüse pro Tütchen – und ein wenig offen lassen, damit die Ausdunstungen entweichen können). Faszinierend ist das bei Bananen, weil sie normalerweise schnell braun werden. In den Tütchen halten Sie gut und gerne 5-6 Tage. Und auch frische Kräuter bleiben viel länger frisch (Tütchen im Gemüsefach aufbewahren).

Das Auge isst mit

Benutzen Sie kleine Teller, kleine Gabeln, kleine Löffel – und essen immer, wenn es geht, mit Stäbchen.
Das Essen sieht volumenmäßig wesentlich mehr aus und mit kleinem Besteck oder Essstäbchen muss man viel öfter das Essen zum Mund transportieren.
Wenn Sie ein Menü mit mehreren Gängen essen: Warten Sie mit Getränken bis nach dem Essen. Lassen Sie sich zwischen den einzelnen Gängen genügend Zeit, um den Geschmack der Speisen lange auf der Zunge zu haben und genießen können.
Decken Sie Ihren Essplatz besonders schön ein – mit schönem Geschirr und Gläsern, mit Kerzen und Blumen. Machen Sie dieses Ritual morgens, mittags und abends. Für Sie selbst, für Sie selbst und Ihren Partner, für Sie selbst und Ihre Familie - und ganz besonders dann, wenn Sie alleine essen!

fettreduzierten oder kohlenhydratarmen Lebensmitteln

Schauen Sie unbedingt auf die Inhaltsliste. Fettreduzierte Lebensmittel enthalten meist unglaublich viel Zucker und/oder Zuckeraustauschstoffe und Kohlenhydrate –und Low-Carb (wenig Kohlenhydrate) zu viel Zucker und Zuckeraustauschstoffe und Fett.

Wenn die Zeit mal wieder knapp ist

Sie werden es vielleicht nicht immer schaffen, auf Fertigprodukte zu verzichten. Das ist das auch nicht der Weltuntergang.
Es sollte jedoch kein Zucker oder Zuckeraustauschstoffe auf der Zutatenliste aufgeführt sein, ebenso wenig alles mit –ose am Ende und erst recht kein Aspartam oder Saccharin.
Essen Sie keine fertig hergestellten Lebensmittel mit mehr als 5 Zusatzstoffen! Finger weg von Produkten, deren Zusatzstoffe Sie nicht aussprechen können.

Wie Sie Ihr nächtliches Essen stoppen.

Nachts essen ist der Abnehmkiller-Nr. 1, sorgt sogar für Gewichtszunahme und ist unser größter nächtlicher Feind. Tagsüber halten wir uns ja noch an die Ernährungsumstellung (oder die leidige Diät), aber nachts quält uns der Heißhunger und wir können nicht schlafen.
Weil der menschliche Körper während des Schlafs sehr wenig Kalorien verbraucht, wird alles, was wir unmittelbar vor dem Schlafengehen und nachts heimlich und zusätzlich essen, sofort 'für später' als Fettzellen an Hüften, Beinen und Po gespeichert.
Warum überfallen wir nachts so gierig unsere Kühlschränke? Eine Frage, die nicht leicht zu beantworten ist. Es gibt viele Gründe. In erster Linie wohl, weil wir unseren Körper über lange Zeit darauf trainiert haben, immer nachts auch noch gefüttert werden zu wollen und weil wir uns

- langweilen

- alleine fühlen

- traurig sind

- wütend sind

- uns überfordert fühlen

- weil wir unterfordert sind

- weil wir Angst

- oder Probleme im Alltag haben

- weil wir vor lauter Hunger nicht schlafen können

- ständig nachts aufwachen

- am nächsten Tag wie gerädert sind

- unseren Heißhunger auf Süßigkeit letzte Nacht befriedigt haben

- Stress mit dem Partner, den Kindern, der Familie, mit Freunden oder im Beruf haben.

Wie können wir diesen nächtlichen Fluch durchbrechen? Einige bekannte Ärzte sagen, dass man 8-9 Tage braucht, um sich dieses Laster abzugewöhnen. Haben Sie das geschafft, reduzieren sich Ihre nächtlichen Kühlschrankattacken um 75 – 80 % und Sie schlafen wieder viel besser. Ein guter Schlaf von 6-7 Stunden unterstützt das Abnehmen enorm, Sie sind fit und sind besser gelaunt.

1. Der einfachste Tipp: Wenn Sie Appetit auf Eis haben, warten Sie 15 Minuten. Es braucht ungefähr eine viertel Stunde, um dieser Versuchung zu widerstehen.
Wenn Sie dann trotzdem noch hungrig sind, gehen Sie zu Stepp 2.

2. Trinken Sie ein oder zwei Gläser handwarmes Wasser. Wir verwechseln Hunger oft mit Durst.

3. Lecken Sie an einem Pfefferminzbonbon (nicht in den Mund stopfen!). Ein hartes Bonbon hat oft weniger Kalorien und der Geschmack vertreibt den Hunger.

4. Putzen Sie Ihre Zähne: Das ist eine großartige Strategie, denn was Sie nicht wollen ist, nach dem Zähneputzen zu essen.

5. Trinken Sie einen Kräutertee – gemischte Kräuter, Kamillen- oder Pfefferminztee, bevor Sie ins Bett gehen. Diese Teesorten (keinen Früchtetee, weil ich behaupte, dass man davon erst so richtigen Appetit bekommt) beruhigen Ihren Körper.

6. Machen Sie irgendetwas, um Ihre Hände zu beschäftigen (nicht um irgendetwas in Ihren Mund zu schieben!). Nichts Aufregendes, wie Videospiele spielen oder Krimis schauen, das wühlt Sie auf und lässt Sie nachts nicht gut schlafen. Hände vor dem Schlafen zu bewegen lässt Sie nachts mehr ruhen und verleiten Sie nicht, etwas zu essen.

7. Gönnen Sie sich ein Bad. Stellen Sie Kerzen auf, geben Sie Duftöle ins Wasser, hören Sie gute Musik, trinken Sie einen Tee. Lassen Sie die Seele baumeln.

8. Geben Sie einen Tropfen 100% natürliches Pfeffer-minzöl auf ein Taschentuch und riechen Sie daran.

9. Je 3 Tropfen 100 % natürliches Öl von Zypressen, Zitrusfrucht und Fenchel in einer Duftlampe vertreiben ebenfalls den Hunger.

10. Entfernen Sie alle ungesunden Snacks aus Ihrer Wohnung! Sie sind es bald leid, nach etwas zu schauen, was gar nicht da ist!

11. Essen Sie einen gesunden Snack, bevor Sie ins Bett gehen. Mischen Sie zum Beispiel rohen Brokkoli, Blumenkohl, Möhren, roten Pfeffer und etwas Salz. Und wenn Sie kein rohes Gemüse mögen oder vertragen, dünsten Sie es ein wenig an. Wenn Sie mögen, geben Sie es mit etwas Brühe in den Mixer. Geben Sie etwas Proteine dazu (eine Handvoll Mandeln). Sie können auch einen Protein- oder Ballaststoff-Shake machen.

12. Eine besondere Art, die mir auch geholfen hat, mit dem Rauchen aufzuhören:
Stellen Sie sich das Ekligste vor, das Sie kennen.
Und genau das stellen Sie sich dann bei jedem Bissen vor und jedes Mal, wenn Sie nachts eigentlich an den Kühlschrank schleichen wollen.

Hautpflege

Was niemand über die Nebenwirkungen von schnellem Abnehmen sagt: Je schneller Sie abnehmen, desto weniger Zeit hat Ihre Haut sich Ihrem neuen Körper anzupassen. Mit zunehmendem Alter ist die Haut nicht mehr so elastisch. Das Resultat: hängende Haut an den Oberarmen, aber von allen Dingen am Bauch (Fettschürze), am Po, an den Schenkelinnenseiten und auch im Gesicht. Man sieht unter Umständen älter aus, als man ist!
Es sei denn, Sie trainieren täglich für 1 ½ bis 2 Stunden im Fitnesscenter. Wenn Sie das wollen und können – ok.
Was Sie tun können: Ölen Sie sich nach jeder Dusche oder jedem Bad ein. Ideal ist ein Massageöl, das Sie selbst herstellen können: Jojobaöl ist perfekt geeignet. Es enthält Provitamin A und Vitamin E. Es hält die Haut geschmeidig – ohne einen öligen Film auf der Haut zu hinterlassen. Es ist leicht entzündungshemmend, wirkt beruhigend und riecht nur ganz schwach. Verändern können Sie den Duft ganz einfach durch die Zugabe von ätherischen Ölen, wie zum Beispiel Lavendel. 100%ig natürliches Jojobaöl erhalten Sie in der Apotheke, in Bioläden und über das Internet. Wenn Sie diese Zutaten nicht extra kaufen möchten und Sie haben noch Bodylotion zu Hause und ein gutes Speiseöl, können Sie auch diese Zutaten mischen. Es pflegt ebenfalls die Haut. Mischen Sie kleine Portionen für 1-2 Anwendungen an, damit Sie auch den Duft ohne Weiteres ändern können.

Hautpflege – Gesicht

Ein Tipp: Was innerlich gut tut, kann auch von außen sehr gut helfen. Machen Sie sich beispielsweise mal eine Gesichtsmaske aus Avocados oder Avocadoöl (bitte erst an einer kleinen Stelle an der Handgelenkinnenseite testen, ob Sie es vertragen). Sie können praktisch alle Obst- und Gemüsesorten verwenden. Ein Rindersteak gehört allerdings nur auf ein blaues Auge. Seien Sie erfinderisch. Ihre Haut wird es Ihnen danken, wenn Sie statt chemisch hergestellter Kosmetika auf einmal 100 % Natur erhält.

Körperfett ist das eine – aber Cellulitis ist eine komplett andere Story. Machen Sie sich nicht verrückt, selbst sehr schlanke Frauen haben Cellulitis. Deshalb lassen Sie sich Zeit und haben Sie Geduld.

Hollywood Schönheiten benutzen einen Trick, um ihre Schenkel in den sexy Szenen der Filme ohne Verlegenheit zeigen zu können.

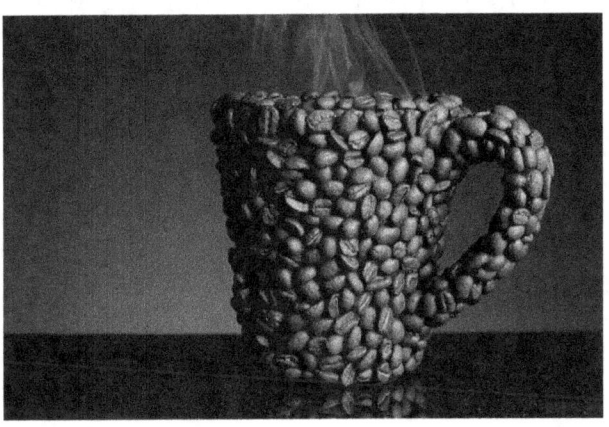

Das Geheimnis lautet:

... Kaffeereste!

(von Kaffeemaschinen, Pads und Kapseln – und immer nur mit Koffein)

Anti-Cellulitis-Massage:
Kaffee & Massagehandschuh

1. Nehmen Sie eine halbe Tasse vom gestrigen GE-BRAUCHTEN Kaffeepulver (nur MIT Koffein!) und mixen Sie es zusammen mit ein wenig Baby- oder Körperöl und geben Sie diesen Mix in ein altes Nylonsöckchen, Fußteil einer Strumpfhose oder einem Massagehandschuh.

2. 10 Minuten, bevor Sie unter die Dusche gehen, rubbeln Sie diese Kaffee-Öl-Mixtur kräftig über die Problemstellen, wie Hüften, Po, Bauch oder Schenkel.

3. Lassen Sie dann die Mixtur 10 Minuten einwirken und waschen es dann in der Dusche ab.

4. Machen Sie das mehrmals die Woche und Sie können praktisch zusehen, wie Ihre Haut straffer wird.

Anti-Cellulitis-Massage: Kaffee-Plastik-Wickel

Warum wirkt es und wieso?
Zunächst einmal: Viele Hersteller von Anti-Cellulitis-Cremes verwenden schon seit vielen Jahren Kaffee in ihren Produkten. Warum sollten wir uns das Wissen also nicht zunutze machen?
Durch das kräftige Rubbeln wird Ihre Blutzirkulation angeregt und zur gleichen Zeit beginnt das Fett, durch das Koffein, von außen her zu schmelzen. Das Öl macht gleichzeitig Ihre Haut geschmeidig. Viele Frauen berichten über sofortige Resultate. Also ausprobieren.

1. Eine halbe Tasse gebrauchtes Kaffeepulver mit 2 Teelöffeln Olivenöl (oder Öl Ihrer Wahl) vermischen und für 10 Sekunden in der Mikrowelle leicht erwärmen.

2. Stellen Sie sich am besten in die Dusche oder über Zeitungen (kleckert ab und zu). Verstreichen Sie die Mixtur über die Cellulitis-Stellen und wickeln sie dann in Frischhaltefolie. Nach 20 Minuten die Folie wieder entfernen.

3. Wiederholen Sie die Prozedur 2-3 Mal die Woche für mindestens 6 Wochen. Und Sie können sehen, wie sich die Cellulitis verabschiedet.

Kann man mit der Bauchrubbelmethode den dicken Bauch einfach weg massieren? Nach der Traditionellen Chinesischen Medizin (TCM) ist der Bauch das Energiezentrum. Den Bauch zu massieren, wie es nachfolgend beschrieben ist, erzielt wesentlich mehr, als "nur" das Bauchfett wegschmelzen zu können. Diese Übung stimuliert den Darm, regt die Verdauung an und hilft bei Magenverstimmung, Übelkeit, Durchfall und bei den Nebenwirkungen, wenn man zu viel gegessen hat.

Es gibt eine Übung, bei der Sie mühelos Ihren Bauch weg rubbeln können – Sie brauchen nur Ihre Hand und 2 x 2 Minuten täglich.

Das hört sich unglaublich an, aber Dr. Stephen Chang, der westliche und chinesische Medizin praktiziert, trainiert diese einfache 2-Minuten-Übung. Diese Übung stammt aus China und wird dort seit mehr als 6000 Jahren als bei Problemen mit dem Bauch angewendet.

Laut Dr. Chang ist Abnehmen eine simple Angelegenheit der zunehmenden Probleme mit der Verdauung. Sie haben sich bestimmt schon gewundert, weshalb Sie nicht abnehmen, wenn Sie Ihre Kalorien reduziert haben. Der Grund könnte sein, dass Ihr Darm nicht effektiv funktioniert.

Achtung:

Diese Bauchmassage ist auf KEINEN Fall geeignet nach einem schweren Essen, für schwangere Frauen, Personen mit Unterleibsentzündungen, Blasen- und Eierstockproblemen sowie Personen mit folgenden Krankheiten: Bluthochdruck, Gallen- oder Blasen- oder Nierensteinen, Oberschenkelbruch, Nabel- oder Leistenbruch, Magen-, Lungen- oder Gehirnblutungen oder Magen- und Darmgeschwüren.

Sollten Sie sich nicht sicher sein, fragen Sie bitte Ihren Arzt.

Die 2-Minuten-Bauch-Übung wirkt wie eine sanfte Darm-massage. Ihr Körper wird aktiviert, Fettrückstände, die sich in der Magengegend und den Eingeweiden angesiedelt haben, auszuscheiden.

Und das ist die 2-Minuten-Bauchrubbelmassage

1. Legen Sie sich flach auf den Rücken – auf das Bett oder den Boden. Schieben Sie Ihr T-Shirt, Hemd oder Bluse hoch, sodass Ihr Bauch unbekleidet ist.

2. Reiben Sie für ca. 15 Sekunden Ihre Hände aneinander, sodass sie sich heiß anfühlen.

3. Platzieren Sie eine Hand direkt auf dem Bauchnabel. Massieren Sie kleine Kreise um Ihren Bauchnabel herum, die dann immer größer werden. Drücken Sie ziemlich fest (so wie es Ihnen persönlich angenehm ist!). Steigern Sie das Tempo, sodass eine Umrundung 1 Sekunde dauert.

4. Konzentrieren Sie sich auf die entstehende Wärme in und um den Bauch herum.

5. Machen Sie ca. 40-50 Kreise bzw. für 2 Minuten, wenn Sie mögen auch länger.

Anfangs brauchen Sie vielleicht etwas länger. Das ist überhaupt nicht schlimm. Mit ein wenig Übung schaffen Sie das ganz bequem.
Es ist wichtig, dass Ihr Bauch während dieses Trainings warm bleibt – vor allem während der Wintermonate.
Machen Sie diese Übung direkt früh morgens vor dem Frühstück und abends, bevor Sie schlafen gehen. Die meisten Menschen haben schon nach einer Woche konstanter Übungen beachtliche Erfolge.

Rezept Mandelmilch

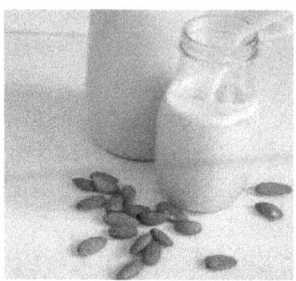

3 einfache Schritte – Sie brauchen:

- 1 Tasse rohe Mandeln
- 4 Tassen Wasser (= ca. 1 Liter, wenn möglich gefiltert)
- wenn Sie mögen: Vanille (aus der Schote, da Vanillin künstlich mit Aroma hergestellt wird
- wenn Sie mögen etwas Zimt oder Salz, Stevia, Honig oder Ahornsirup. Ganz nach Ihrem Geschmack

Schritt 1
Die rohen Mandeln in Wasser für mindestens 8–12 Stunden einweichen. So kann man die Mandeln besser verarbeiten.

Schritt 2
Mischen Sie die eingeweichten Mandeln mit 4 Tassen frischem oder gefiltertem Wasser. Wenn Sie mögen, können Sie jetzt die Vanille dazugeben oder auch Stevia, Honig oder Ahornsirup. Alles sehr gut mixen.

Schritt 3
Filtern Sie das Gemisch durch feinmaschiges Filtersieb oder Mulltuch, um die Stückchen auszusieben. Wenn Sie mögen, können Sie sie natürlich mit trinken.

Aufbewahrung der Mandelmilch: Im Kühlschrank hält die Milch ca. 4-7 Tage. Vor dem Trinken immer nochmals schütteln.

Aus Mandelmilch können Sie auch hervorragend **Eis** zubereiten. Das wird vor allen Dingen die Kids mit Laktoseintoleranz freuen.

Was Sie noch mit den Stückchen machen können: einen

Rezept Bananen-Mandel-Riegel

100 Gramm von der übrig gebliebenen Mandelmilchmasse und 1/2 reife Banane.

Die Zutaten gut mixen, auf Backpapier (besser Backfolie) in Riegelform verteilen, einwickeln und über Nacht in den Kühlschrank geben. Vorsichtlg aus dem Backpapier bzw. der Backfolie herausholen. Guten Appetit!

Nährwerte pro 1 Riegel (30 g)
195 kcal, 5,1 g KH, 16,5 g Fett, 7,65 g Proteine

Weitere laktosefreie Milchsorten:
Einfach die vorgenannten Schritte der Mandelmilch durchführen für:

Schokoladen-Nussmilch:

Einfach der Mandelmilch Schokoladenraspeln dazugeben

(von Schokolade mit 80 % Kakaoanteil).

- Sesammilch

- Hanfsamenmilch

- Kokosnussmilch

Kokosnussmilch wird in sehr vielen Speisen verwendet. Mittlerweile gibt es fertige Mandelmilch und Kokosmilch in Dosen oder Tetrapacks zu kaufen. Achten Sie darauf, dass kein Zucker enthalten ist.

Rezept Mandelbutter

Für die Nussbutter einfach die Nüsse in den Mixer geben und gut zerkleinern. Ganz besonders interessante und abwechslungsreiche Nussbutter bekommen Sie durch die Zugabe von Gewürzen oder Nuss-Mischungen. Schonender ist die Herstellung der Butter mit dem Mörser.

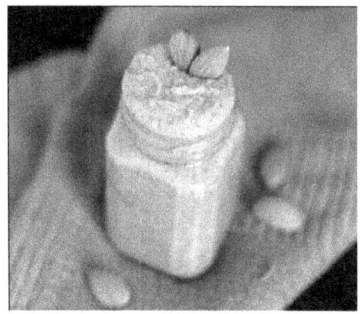

Sie brauchen:
3 Tassen rohe und ungesalzene Mandeln (ergeben ca. 1,5 Tassen Butter).

Schritt 1:
Geben Sie die Mandeln in einen Mixer und zerkleinern Sie sie. Einfach lassen sie sich verarbeiten, wenn sie 10-12 Stunden in warmem Wasser eingeweicht wurden.

Schritt 2:
5-10 Minuten den Mixer mit der Mandelmasse weiter laufen lassen. Kratzen Sie, wenn nötig, die an der Seite klebende Masse ab und geben Sie sie wieder zur Hauptmasse.

Schritt 3:
Geben Sie Salz oder Stevia, Honig, Ahornsirup oder Schokoladenstückchen dazu.
Ab damit in ein Schraubglas oder gut verschließbare Kunststoffdose. Im Kühlschrank aufbewahren.

Die Nussmilch und die Nussbutter können Sie natürlich auch mit anderen Nüssen, wie zum Beispiel Haselnüssen, Walnüssen, Pecanüssen und Macadamianüssen herstellen.
Für die Kids eventuell klein gemixte Schokolade dazugeben – und schon haben Sie einen herrlich und wohlschmeckenden Brotaufstrich fertig.

Rezept Sambal-Olek zum Selbermachen

200 g Chilischoten (so scharf, wie Sie persönlich es mögen)
250 ml Wasser
1 TL Salz
1 TL Honig oder Stevia oder Ahornsirup oder Zucker
1 EL Essig
1 EL Öl

Stiele der Chilis entfernen, die Chili-Schoten grob zerkleinern (inklusive der Kerne!), dann mit dem Wasser zum Kochen bringen. Bei niedriger Hitze zugedeckt 15 Minuten köcheln lassen.
Chilis mit Salz, Süße, Essig und Öl in einen Mixer geben und zu einer Paste pürieren. Die Paste in ein Schraubglas füllen und im Kühlschrank aufbewahren. Um die Hände beim Zerkleinern der Chilischoten vor der Schärfe zu schützen, ist es ratsam Einmal-Handschuhe anzuziehen.

Resteverwertung mal ganz anders: Ist Braten, Steak, Hühnchen oder Puter vom Essen übrig geblieben? Verwenden Sie diese Reste, um Wurst oder Aspik zuzubereiten.

Für die Wurst einfach alle Zutaten im Mixer zerkleinern, vielleicht noch etwas würzen – und schon haben Sie Ihre Streichwurst.

Oder Sie schneiden die Reste nur klein, kochen sie noch mal kurz auf, geben etwas Aspikpulver dazu, um die Wurst schnittfest zu machen. Wichtig ist, dass die Masse nicht zu flüssig ist, damit Sie nicht zu viel Aspikpulver verwenden müssen. Mit Blattgelantine habe ich nicht so gute Erfahrungen gemacht. In Schraubgläser oder Aufbewahrungsboxen füllen. Fertig. Wer mag, gibt noch ein wenig hübsch zugeschnittenes Gemüse zur Dekoration dazu. Im Kühlschrank hält die Wurst ca. 3-4 Tage.

Natürlich können Sie so auch nur vegetarischen oder veganen Brotbelag herstellen. Probieren Sie Aspik auch mal mit Obst. Schmeckt sehr gut.

Aspikpulver bekommen Sie bei Ihrem Metzger, in den Lebensmittelabteilungen gut sortierter Supermärkte bei Gewürzen oder natürlich auch über eBay oder Amazon (unbedingt auf Markennamen achten und keine lose abgepackten Pulver kaufen). Bei Amazon schätze ich die Kundenbewertungen und die Möglichkeit, die Produkte gegebenenfalls auch wieder zurückgeben zu können.

Viele weitere Rezepte gibt es im Internet unter anderem bei kochbar.de und chefkoch.de. Videos, wie man Wurst selber machen kann, sind bei YouTube.com zu finden.

So bleiben Sie motiviert

Schreiben Sie die Gründe auf, weshalb Sie persönlich Ihren Lifestyle und Ernährungsweise ändern wollen. Fragen Sie sich selbst, ob Sie das wirklich für sich persönlich wollen – oder nur, um einer anderen Person zu gefallen.

Die Veränderung wird funktionieren, wenn SIE sich wirklich gut mit der Entscheidung fühlen. Hängen Sie diesen Zettel überall dort auf, wo Sie oft vorbeigehen: am Badezimmerspiegel, am Kühlschrank, an dem Platz, an dem Sie essen, am Kleiderschrank, am Schuhschrank, an Ihrem PC, an Ihrem Schreibtisch.
Haben Sie mal einen schlechten Tag oder glauben Sie, dass Sie nicht durchhalten, schauen Sie auf Ihren Zettel mit den Gründen. Erinnern Sie sich damit, warum Sie Gutes für sich tun wollen.

Wenn es Ihr Ziel ist, Ihren Körper und somit auch Ihr Leben zu verändern, ist es eine gute Idee, sich eine Wunschtafel oder ein Visionboard zu machen. Hängen Sie von allen Wünschen und Zielen, die Sie persönlich haben und die sich schon bald oder in weiter Zukunft auch wirklich realisieren sollen, ein Foto an diese Tafel. Das kann Ihre Wunschfigur sein, ebenso wie ein Kleid, ein Anzug, ein neues Auto, ein Haus, eine neue Wohnung, ein Traumurlaub oder vielleicht sogar ein neuer Partner.

Je mehr Wünsche, umso besser!

Ich halte es mit dem Mittelmaß: von jedem ETWAS = abwechslungsreich. Das fördert den Geschmack, Essen wird nicht langweilig, der Körper hat genügend mit der Verwertung der unterschiedlichsten Lebensmittel zu tun und wir nehmen stetig ab.
Es ist nicht nötig, dass wir mit aller Gewalt unsere Ernährung umstellen. Hören Sie auf Ihren Körper und geben Sie ihm die Chance, sich an die neuen Essgewohnheiten und an die auf einmal ausreichende Zufuhr von Mineralien und Vitaminen zu gewöhnen. Ein plötzliches Zuviel –egal von was- kann unseren Körper sonst auch schaden. Auch unser Körper will trainiert und konditioniert werden.

Zelebrieren Sie Ihr Essen.

**Sie und Ihr Körper haben
es sich verdient.**

Genießen Sie Ihr Essen und Ihr Leben.

Anhang

- Das Anti-JoJo-Prinzip von Prof. Dr. Ingo Froböse

- Essen ist nicht das Problem: Wie Frauen Frieden mit sich selbst und ihrem Körper schließen - von Geneen Roth, Übersetzerin Rita Höner

- Die große GU Nährwert- und Kalorien-Tabelle 2012/2013

- Kalorien-Grundumsatz und täglichen Fettbedarf berechnen
  http://jumk.de/bmi/fettbedarf.php

- Laktoseintoleranz-Test
  http://www.lactostop.de/lactoseintoleranz-test

- Nahrungsmittelintoleranz
  http://www.nahrungsmittel-intoleranz.com/

- BMELV Zusatzstoffe-Zulassung
  http://www.bmelv.de/SharedDocs/ExterneLinks/Fachor
  dner/Ernaehrung/SichereLebensmittel/Zusatzstoffe/Zus
  atzstoff-Zulassungsverordnung.html

- Erntekalender von Greenpeace (weitere im Internet)
  http://www.bmelv.de/SharedDocs/ExterneLinks/Fachor
  dner/Ernaehrung/SichereLebensmittel/Zusatzstoffe/Zus
  atzstoff-Zulassungsverordnung.html

- Foodwatch http://foodwatch.de

- Liste der in der Europäischen Union zugelassenen Lebensmittelzusatzstoffe
  http://de.wikipedia.org/wiki/Liste_der_in_der_Europ%C
  3%A4ischen_Union_zugelassenen_Lebensmittelzusatzst
  offe

- Video: Photoshop Model Transformation
  http://www.youtube.com/photoshop+model+transform
  ation

- Rezepte
  http://www.kochbar.de

- Rezepte
  http://www.chefkoch.de

- Das ist drin – Inhaltsstoffe von Fertigprodukten und Fast Food
  http://das-ist-drin.de/

- Deutsches Zusatzstoff Museum
  http://www.zusatzstoffmuseum.de/

- Video: Dr. Kurscheid Stoffwechsel-Analyse (CoGAP MetaCheck) Gentest
  http://www.youtube.com/watch?v=PiuuImiRd6A
  oder im Suchfeld eingeben: CoGAP MetaCheck

- Video: Die Milchlüge (Sendung des NDR – Aufzeichnung in YouTube)
  http://www.youtube.com/watch?v=H6Lmwl4Tw-g
  oder im Suchfeld eingeben: Die Milchlüge

- Video: Oprah Winfrey talk with Geneen Roth (englisch)
  http://www.oprah.com/oprahshow/Oprah-Discusses-a-Time-She-Forgot-to-Remember-Her-Loveliness-Video_1

- Deutscher Kaugummi-Verband über die Webseite des BDSI Bundesverband der Deutschen Süßwarenindustrie e.V.
  http://www.kaugummi-verband.de/

- Cosmeticanalysis - Inhaltsstoffe Labello Classic
  http://www.cosmeticanalysis.com/de/kosmetik-produkte/beiersdorf-labello-classic-lippenpflegestift.html

Apotheken-Umschau

BUND

Das ist drin - Inhaltsstoffe von Fertigprodukten und Fast Food

DAK

Deutsche Gesellschaft für Ernährung

Deutsches Gesundheitsfernsehen

Deutsches Zusatzstoff Museum

"Diplom-Ökotrophologin Dr. G. Backes

Doc Medicus Vitalstoff-Lexikon

Dr. Kurscheid - Stoffwechsel-Analyse

Dr. Mehmet Oz

Europäisches Institut für Lebensmittel- und Ernährungswissenschaften e.V. - (u. a. Dr. Udo Pollmer)

Die große GU Nährwert- und Kalorien Tabelle

Health.gov

Kaugummi-Verband (neue Seite)

Medical Addicts

Medizinauskunft

Metacheck

Naturalnews

Nutriworld24

ORAC Info-Portal

Stevia: Freestevia

Stevia: Stevia-Pura

Techniker Krankenkasse

The European Food Information Council

Transgen

Universität Hamburg

Umweltstation Iffens

Wikipedia

Zentrum der Gesundheit

Cosmeticanalysis - Inhaltsstoffe Labello classic

Impressum

1. Auflage

ISBN-Nr. 978-1480216662

CreateSpace-Verlag

Kontakt:
Brigitta.Lock@gmx.de

www.ingramcontent.com/pod-product-compliance
Lightning Source LLC
Chambersburg PA
CBHW070008300526
45794CB00001B/237